U0188956

医学推动者译丛
PROMOTER OF
MEDICAL SCIENCE

John MacAlister's Other Vision

最初的梦想

麦凯利斯特与医学研究生学生会的诞生

A History of the Fellowship of Postgraduate Medicine

原 著 [英] Gordon C. Cook

主 审 甄 橙

主 译 程陶朱 黄羽舒

科学普及出版社

·北京·

图书在版编目（CIP）数据

最初的梦想：麦凯利斯特与医学研究生学生会的诞生 / (英) 戈登·C.库克 (Gordon C. Cook) 原著；程陶朱，黄羽舒主译 . — 北京：科学普及出版社，2023.1

书名原文 : John MacAlister's Other Vision：A History of the Fellowship of Postgraduate Medicine

ISBN 978-7-110-10475-0

Ⅰ . ①最… Ⅱ . ①戈… ②程… ③黄… Ⅲ . ①医学教育－研究生教育－教育史－英国 Ⅳ . ① R-4

中国版本图书馆 CIP 数据核字 (2022) 第 132498 号

著作权合同登记号：01-2022-3672

策划编辑	宗俊琳　王　微	
责任编辑	延　锦	
文字编辑	张　龙	
装帧设计	佳木水轩	
责任印制	徐　飞	

出　　版	科学普及出版社
发　　行	中国科学技术出版社有限公司发行部
地　　址	北京市海淀区中关村南大街 16 号
邮　　编	100081
发行电话	010-62173865
传　　真	010-62179148
网　　址	http://www.cspbooks.com.cn

开　　本	880mm×1230mm　1/32
字　　数	165 千字
印　　张	9.25
版　　次	2023 年 1 月第 1 版
印　　次	2023 年 1 月第 1 次印刷
印　　刷	运河（唐山）印务有限公司
书　　号	ISBN 978-7-110-10475-0 / R · 907
定　　价	58.00 元

版权声明

医学推动者译丛委员会

译者名单

主审 甄　橙

主译 程陶朱　黄羽舒

甄　橙　北京大学医学人文学院、北京大学医史学研究中心
　　　　教授、博士生导师。

程陶朱　北京大学社会医学与卫生事业管理专业博士研究生。

黄羽舒　北京大学社会医学与卫生事业管理专业博士研究生。

内容提要

　　本书追溯了英国医学研究生会（Postgraduate Medical Association，PMA）的历史，以图文资料的形式介绍了该机构自成立以来的主要人物事迹，以及参与英国研究生教育中的重要人物的翔实背景信息，同时还评述了PMA在医学教育中发挥的作用。19世纪80—90年代是英国医学研究生教育的初级阶段，伦敦研究生会（London Postgraduate Association，LPA）、医学研究生会（PMA）与医学生学生会（Fellowship of Medicine，FM）等学生组织相继成立。约翰·麦凯利斯特（John MacAlister，1856—1925年）是建立英国皇家医学会（Royal Society of Medicine，RSM）的关键人物，他担任了"紧急研究生计划"的首任联合秘书，该计划后续推动了FM的成立、"FM & PMA"合并组织建立、乃至医学研究生学生会（Fellowship of Postgraduate Medicine，FPM）的最终成立，并成为英国医学继续教育的重要组成部分。本书颇具历史启迪意义，非常适合医学院校中的相关组织管理者及对医学研究生教育的历史和发展感兴趣的读者阅读。

中文版序

医学是爱人之学、人道之学，医生更是一种需要博学的人道职业。从医学院走出的医学生距离成为一名合格的医生还有很长的一段道路要走。如何使医学生尽快成为合格的医生？医学史上很多人为此进行了探索，本书即是这样一部记述医学教育历史的读物。

著者通过收集大量的文献资料、图片资料及档案资料（包括会议记录、工作记录、书信、章程和条例），展现了医学研究生会作为医学生继续教育的最初发展过程。在这一过程中，凸显了学术团体的领袖人物和学术共同体在医学教育中发挥的重要作用。

众所周知，威廉·奥斯勒（William Osler，1849—1919年）是现代医学教育的始祖、临床医学的泰斗。他曾担任加拿大麦吉尔大学，美国宾夕法尼亚大学及约翰斯·霍普金斯大学医学教授（1888—1905年）、英国牛津大学讲座教授（1905—1919年）。他在晚年创立了医学研究生会(1911年)，并担任医学联盟协会的主席(1918年)直到去世（1919年末）。19世纪80年代，作为北美的医疗领导者，奥斯勒开创了针对初级实习医生的住院医师培训项目。从 1905 年起，奥斯勒在牛津大学担任讲座教授，他希望能够尽早在英国（特别是在伦敦）开展研究生教育，力求所有医院都能够接纳医学研究生并进行培养。他还认为医学社团在为高年资医生提供可靠的、持续的医疗发展方面将发挥重要作用。

在第一次世界大战（1914—1918 年）爆发前，法国、德国、奥地利和其他几个欧洲国家均开始了研究生课程，但在英国并没有广泛开展医学研究生教育。第一次世界大战后，在 Osler 的领导下医学研究基金项目（英国陆军医务处、联合王国各领土医务处、美国大学、英国大学和医学院等约 50 家综合医院和专科医院均附属于该研究基金项目）开始关注研究生医疗培训的发展，并得到总务委员会（由著名医学人士组成）的支助。在该研究基金的支持下，研究生医疗培训持续展开，其中包括每周出版的诊所公报、临床查房、特别讲座和培训课程。

在创建医学研究生会的过程中，MacAlister 也起到了至关重要的作用。MacAlister，1856 年 5 月出生于苏格兰，在利物浦接受高中教育后到爱丁堡大学学医 3 年，由于体弱不得不放弃医学专业，转而成为一名图书管理员。1877 年，MacAlister 担任利物浦图书馆副馆长，并于 1880 年担任利兹图书馆馆长。MacAlister 积极推动创建医学研究生学生会（FPM），精心设计研究生教学计划和实践计划，在其不懈努力下，FPM 始终保持活力。1898

年，伦敦研究生会（London Postgraduate Association，LPA）、医学研究生院和综合医院（Medical Graduates' College and Polyclinic）及东北伦敦研究生学院（North-East London Postgraduate College）成为当时十分著名的研究生会组织。

成立医学研究生会的最初目的和意图是招揽学生，MacAlister制订的医学研究生培养计划考虑周密，可同时满足三类需求，分别是全科医生研究生课程、研究生高级课程和研究生专业课程。通过组织课程和指导临床实践的方式持续扩大影响，推动医学研究生培训，使医学研究生逐渐成为医学研究生学生会（FPM）的重要标志。通过研究生课程、著名医生讲座、手术观摩等学习方式，向毕业后的医学生提供特殊课程的学习机会，强调医学的应用性，侧重解决临床实际问题，并通过为参加培训的学生取得相关医疗协会、图书馆、博物馆、实验室等的会员资格，吸引更多学生报名参加研究生培训课程。在培训课程安排上既有长期课程，也有2～3周的短期课程，相比之下，短期课程吸引力更大。此外，每周开设专家讲座，如"肾脏疾病"讲座，以及"眼科学""病理学""消化不良""流行性脑炎""偏头痛"等专题讲座。最受欢迎的培训内容是由知名专家向少数学生开放的实践教学课程，如指导学生如何使用喉镜、膀胱镜等。后来增加了为执业医生开设的夜校课程，如FM组织了眼科、皮肤科、电疗等福利课程，后来还增加了内分泌学和胃肠病学课程。

对伦敦研究生协会（LPA）、医学研究生会（PMA）、医学研究生学生会（FPM）及皇家医学会（RSM）等组织感兴趣的读者，可以在书中得到一定的启发并有所收获。通过本书可以深切感受到英国医学研究生会在医生继续教育过程中扮演的角色，并在初期为医学生毕业后教育提供了切实的帮助，在医学研究生会发展壮大的过程中，由于多方面原因，培训策略也随之发生了许多变化。1925 年 1 月《研究生医学杂志》（*Postgraduate Medical Journal*，PMJ）创刊，该期刊从一份微不足道的当地医学教育期刊逐渐发展为按月出版的重要国际期刊，旨在为医学专业的学生提供持续的医学教育信息资源。在这一转变的过程中，医学研究生学会、培训者、受培训者、医院、医学中心等多方受益，从传播知识到利益共赢，"导师的角色发生改变""培训者和院长之间形成了新关系"，这些潜移默化的改变呈现在真实的历史中。虽然原著者没有进行过多的评述，但读者还是可以从书中的字里行间感受到其中的微妙变化。

译者前言

　　本书梳理了英国医学研究生学生会的历史，其中包括组织发展、演变过程、主要工作、机构设置、官员更替，以及医学研究生会的规模不断扩大、影响力从地区范围扩大到国际范围的过程。

　　通过阅读本书，读者可以看到医学研究生学生会不仅为学生相关工作与医学课程提供服务，而且在推动医学领域学术交流与技术进步、战争状态与战后卫生服务及其应急管理方面，以及国家医疗卫生服务体系发展中都起到一定作用。

　　通过阅读本书，读者还能够看到医学研究生学生会（FPM）出版物《研究生医学杂志》（PMJ）的发展过程，感受到该出版物在医学研究生学生会的发展中所占的重要地位。

　　通过阅读本书，读者还可以发现在过去的一个世纪里，在医学研究生学生会（FPM）发展过程中做出贡献的著名医生的生动故事。

　　希望通过阅读这本书，可以引起读者对学生会、医学学生会及学生组织的定位、规划、发展、管理、可能承担的社会责任，以及其在地区与国家医疗卫生服务体系发展中推动作用的深入思考。

原书前言

众所周知，MacAlister 爵士是创建英国皇家医学会的重要人物，同时也是伦敦医学研究生教育的奠基者。他与 Osler 爵士密切联络后，创立了一个应急组织，后来成为医学协会和医学研究生社团（后者被前者"合并"），并于 1944 年成为医学研究生学生会。

1905 年，Osler 离开北美，担任牛津大学医学钦定教授，在此期间他对英国研究生医学教育的状况感到非常不满意 [1]。

本书概述了伦敦研究生教育的发展历程 [2]。在 19 世纪末和 20 世纪初，伦敦研究生教育几乎没有进行有长远意义的工作，直到第一次世界大战（1914—1918 年）接近尾声时，研究生教育因形势紧迫才发展起来。来自北美和英属领地的士兵来到英国，并开始探寻研究生教育，这是一个巨大的挑战。

1918 年底，"紧急研究生计划"匆忙组建。但是为了更长久的发展，医学研究生会（Postgraduate Medical Association，PMA）与新成立的医学生学生会（Fellowship of Medicine，FM）合并，并由 Osler 担任首任主席。

然而，由此产生的组织"FM&PMA"并没有立即解决相应的问题。直到 1934 年英国研究生医学院（British Postgraduate Medical School，BPMS）成立后，MacAlister 的倡议在以下方面起到了很大作用：①强调了英国研究生医学教育糟糕的状况；②突出了大城市对建立研究生（教学）医院的迫切需求。

遗憾的是 1919 年 12 月 Osler 去世，但那时医学研究生教育的基础已经具备，当时政府对医学研究生教育产生了广泛兴趣。时任英国卫生部长 Christopher Addison 和 Neville Chamberlain 任命的两个委员会连续发布两份报告，即医学研究生委员会报告（1921 年）["阿斯隆（Athlone）报告"] [3] 和医学研究生教育委员会报告（1930 年）[4]。至此，在英国，研究生医学培训的前景在某种程度上似乎得到了保证 [5]。

值得注意的是，"……医学研究生会的最初目的和意图是招揽学生及组织课程，但研究生后来具有了更为重要的特征" [6]。

该组织，即医学生学生会，在 1944 年更名为医学研究生学生会（Fellowship of Postgraduate Medicine，FPM），在英国医学继续教育的发展过程中同样发挥了极其重要的作用。该组织于 1962 年成立。毫不夸张地说，这成为

Hammersmith 建立英国（后来为皇家）研究生医院的催化剂。尽管在两个政府委员会中均有 FM 的代表（分别于 1921 年和 1930 年正式报道），但该组织提出的想法和建议从未得到充分认可；甚至 FM 的许多医学研究生教育目标和想法都遭到了这些委员会的剽窃。

Newman、Innes Williams 和 Lister 总结了 19 世纪和 20 世纪英国研究生教育的演变过程 [7]。

Gordon C. Cook

Fellowship of Postgraduate Medicine

12 Chandos Street，London

参考文献与注释

[1] P Hunting. *The History of the Royal Society of Medicine*. London: Royal Society of Medicine Press 2002:196–7.

[2] C Newman. A brief history of the Postgraduate Medical School. *Postgrad Med J* 1966: 42: 738–40; DG James. Postgraduate medicine and personalities – 1925. Postgrad Med J 1985: 61: 861–4; RW Raven. The

Postgraduate Medical Journal–a retrospective view. *Postgrad Med J* 1985: 61: 857–9.

[3] Post–graduate Medical Committee. *Report of the Postgraduate Medical Committe: May* 1921. London: HM Stationery Office 1921: 29.

[4] Ministry of Health. *Report of the Postgraduate Medical Education Committee: April 1930.* London: HM Stationery Office 1930: 37.

[5] R Dowie. *Postgraduate medical education and training: the system in England and Wales.* London: King Edward's Hospital Fund for London 1987: 359.

[6] Minute Book 1: 366.

[7] C Newman. *The Evolution of Medical Education in the Nineteenth Century.* London: Oxford University Press 1957:340; D Innes Williams. The evolution of postgraduate medical education. *Postgrad Med J* 1985:61:871–3; J Lister. *Postgraduate Medical Education.* London: Nuffield Provincial Hospitals Trust 1993:118.

目 录

ii

Prologue

开　篇

John MacAlister 爵士（1856—1925 年）（图 0-1）[1] 因在皇家医学会（Royal Society of Medicine，RSM）[2] 的建立中产生了深远影响力而闻名。此外，他的影响力还体

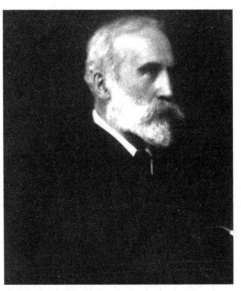

图 0-1　John MacAlister 爵士（经许可转载，引自 Wellcome Library, London）

现在伦敦及其他地区的研究生医学教育事业上。事实上，MacAlister 是这个当时被忽视学科的主要先驱。

1856 年 5 月 10 日，MacAlister 出生于苏格兰的珀斯，在利物浦接受高中教育后到爱丁堡大学学医 3 年，由于身体不好而不得不放弃医学，成了一名图书管理员。1877 年，MacAlister 被任命为利物浦图书馆副馆长，并于 1880 年被任命为利兹图书馆馆长。在这里，图书馆的内部结构是依据他的设计建造的，他对 9 万本图书进行了编目和分类。1887 年，MacAlister 被任命为英国国立自由俱乐部（National Liberal Club）新成立的格拉德斯通图书馆（Gladstone Library）的图书管理员。然而，1887 年 8 月 9 日，仅仅在几个月后，他便被选为皇家外科医学会（Royal Medical and Chirurgical Society，RMCS）（皇家医学会的前身）的常驻图书馆员。

从那时起，他便把大部分时间和精力投入到皇家外科医学会及其后继者——1907 年由 18 个社会组织组成的皇家医学会。1901 年，他被任命为学会秘书，同时以图书管理员顾问的身份（继续）保留对图书馆的管理权。

MacAlister 在担任了 24 年的皇家医学会秘书后，于 1925 年 6 月 13 日辞职。1890 年，他组织将学会从 Berners 街 53 号迁至汉诺威广场（Hanover Square）20 号（图 0-2）；在皇家医学会正式组建后，1910 年迁

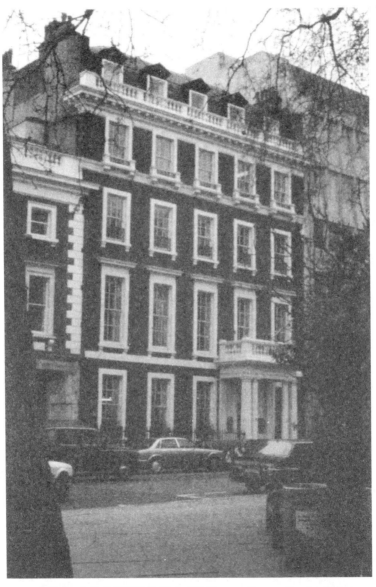

图 0-2　伦敦汉诺威广场 20 号（20 Hanover Square, London W）
是医学和外科学会的总部，后来成为皇家医学会

至温波尔街 1 号（图 0-3）。1912 年 5 月，乔治五世国王（King George V）（1865—1936 年）正式启用了这座建筑。

MacAlister 于 1919 年被封为爵士，于 1925 年 12 月 1 日去世。

《英国医学杂志》的讣告提及他创建了医学联合协会（Inter-Allied Fellowship of Medicine）（与 St Clair Thomson 爵士有关）（见第 4 章），在第一次世界大战后（1914—1918 年），该协会旨在为自治领的医疗官员在他们复员前的假期时间于伦敦开设研究生课程。几个月来，参加这些课程的人数非常多。1919 年秋，该协会与医学研究生会合并（见第 5 章）。

尽管海外军官假期学习结束后，学生人数有所下降，但 MacAlister 继续满怀热情地为学生制订良好的研究生教学实践计划。事实上，某位不知姓名的作者继续写道，"主要是由于他努力使组织保持活力，1930 年伦敦研究生教育委员会（Committee on Postgraduate Training）（见第 10 章）才得以成立"。

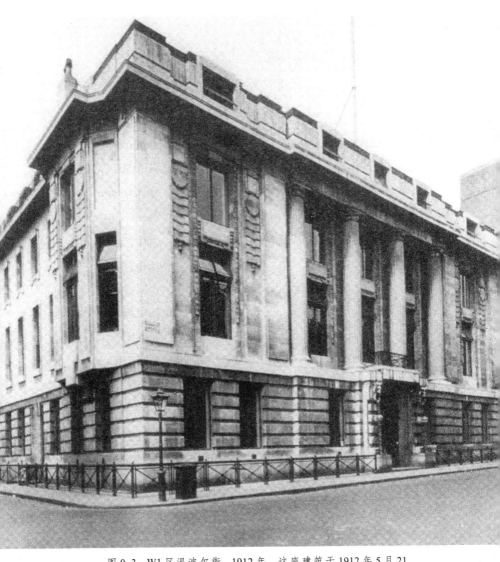

图 0-3　W1 区温波尔街，1912 年。这座建筑于 1912 年 5 月 21 日由乔治五世国王开始使用（经许可转载，引自 Royal Society of Medicine, London, England）

参考文献与注释

[1] Anonymous. Sir John MacAlister. *The Times*. London 1925: 3 December: 19; E Kerslake. MacAlister, Sir John Young Walker (1865–1925). In: HCG Matthew, B Harrison (eds). *Oxford Dictionary of National Biography*. Oxford: Oxford University Press 2004: 34: 1015–16; Anonymous. Sir John MacAlister, FSA. *The Lancet* 1925: ii: 1256–7; Anonymous. Sir John MacAlister. *Nature* 1925: 116: 874–5; Anonymous. Sir John MacAlister. *Br Med J* 1925: ii: 1153–5; Anonymous. Sir John MacAlister. *Med Press* 1925: ii: 467–8; Anonymous. Obituary: Sir John MacAlister. *Postgrad Med J* 1926: 1. 53; Anonymous. *Sir John Young Walker MacAlister: a memorial for his family and friends*. 1926: 88. London: Wellcome Library.

[2] P Hunting. *The history of the Royal Society of Medicine*. London: The Royal Society of Medicine Press 2002: 505.

Beginnings of postgraduate medical education in London

第 1 章　伦敦医学研究生教育的开端

19 世纪 80—90 年代是英国的医学研究生教育正式开始的初级阶段[1]。Charles Keetley（图 1-1）[2]，是西伦敦

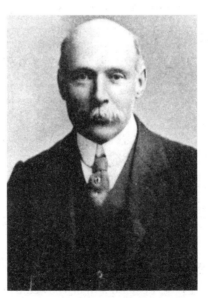

图 1-1　Charles Keetley（1848—1909 年）
（经许可转载，引自 Wellcome Library, London）

医院（West London Hospital）的一名外科医生，也是那里研究生院的创始人和首任院长。

第一个关于建立西伦敦研究生院（West London Postgraduate College）（图 1-2）的建议是由美国外科医生 Lewis Pilcher[3] 在 1884 年访问英国时提出的。然而，直到 1894 年[4]，才开设正规的临床讲座和示范课程；1893 年，这所学院才更名为研究生院。

POST-GRADUATE COLLEGE (WEST LONDON HOSPITAL),

HAMMERSMITH ROAD, W.

The Hospital contains 150 beds, all of which are in daily occupation. Over 2500 In-Patients were treated in the Hospital during last year.

The Physicians and Surgeons attend daily at 2.30 P.M. Instruction is given by the Assistant Physicians and Surgeons in the O.P. Department daily at 2.15 P.M.; and there are Special Departments for the Diseases of the Eye, Ear, Throat and Nose, Women, and for Orthopædic Surgery. Post-Graduate Lectures are delivered on Mondays and Thursdays at 5 o'clock, in the Lecture Room.

No Junior Students are admitted to the Practice of the Hospital. A Reading and Writing Room is provided for the use of Post-Graduates.

A fully equipped Clinical Investigation Laboratory has been, and an X-Ray Department is being, established at the Hospital. A Certificate signed by the Staff is awarded after three months' Hospital Attendance.

The Fee for the Hospital Practice, including the Post-Graduate Lectures, is £3 3s. for three months, or £5 5s. for one year. Full particulars can be obtained from the undersigned at the Hospital.

L. A. BIDWELL, DEAN.

图 1-2　西伦敦研究生院的广告（引自 *Medical Directory* 1901: 2123）

虽然 Keetley 是学院的创始人，但学院的发展在很大程度上依赖于院长 Leonard Arthur Bidwell 的工作和热情（图 1-3）[5]。

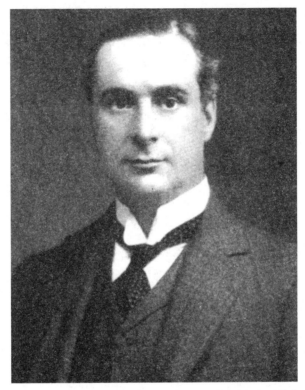

图 1-3　Leonard Arthur Bidwell（1865—1912 年）（经许可转载，引自 Wellcome Library, London.）

　　Bidwell 首先接见了海军和陆军医疗服务的负责人，向他们展示了学校可以为外科医生提供的优势，帮助他们通过阅读以升职或满足他们获得特殊知识的愿望。截至 1921 年，这所学院共有 37 名固定授课者和讲解员，其中大多数是医院的工作人员。他们在病房和门诊部进行临床教学，不但有临床讲座、临床示范课程及各种学科的特殊实践辅导课程，还有公共卫生和其他专业的实验教学。在传染病院、精神病院、布朗普顿胸科疾病医院（Brompton Hospital for Diseases of the Chest）及当地的妇儿福利中心都有教学安排。事实证明，这些课程非常受欢迎，并且在一栋 1901 年新建的大楼里新增了图书馆和阶梯教室等设施。

1898 年，三个研究生机构成立，即伦敦研究生会（London Postgraduate Association，LPA）（见第 2 章）、医学研究生院和综合医院（Medical Graduates' College and Polyclinic）、东北伦敦研究生学院（North-East London Postgraduate College）。

Jonathan Hutchinson 爵士（图 1-4）[6] 是医学研究生院和综合医院（Medical Graduates' College and Polyclinic）的创始人 [7]。该组织首先在波特兰街的 Hutchinson 临床博物馆进行了一系列展示（在下午举行）[7]。该博物馆及其创始人的名气吸引了众多游客。1899 年，Hutchinson 爵士与 William Broadbent 爵士（图 1-5）[8] 及 Theodore Williams 博士（图 1-6）[9] 获得了一栋在陈尼斯街 22 号（22 Chenies Street，WC）的教学楼（图 1-7）。

在这里，他们与几所医学院合作设计课程。每天进行临床教学演示，并且安排了更为具体的医学亚专业实

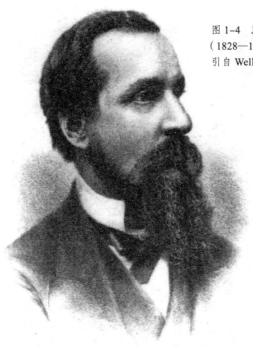

图 1-4　Jonathan Hutchinson 爵士
（1828—1913 年）（经许可转载，
引自 Wellcome Library, London）

践教学课。

　　大都市地区的医生和伦敦医学院的学生也给予了大力
支持。不幸的是，医院从来不是 Hutchinson 计划的一部分，
因此，这类教学无法为住院部或门诊部提供出诊服务[10]。

　　东北伦敦研究生学院（North-East London Postgraduate
College）位于托特纳姆（Tottenham）的威尔士亲王医院
（Prince of Wales Hospital）。那里同样也有一些当地的医
院，其课程与西伦敦研究生中心的课程相似（见上文）。

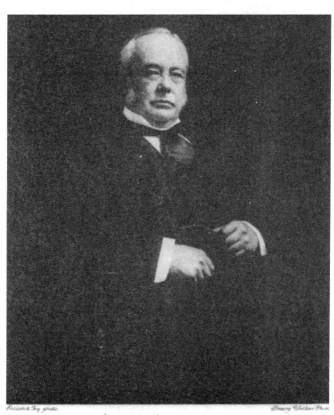

图 1-5 William Broadbent 爵士（1835—1907 年）（经许可转载，引自 Wellcome Library, London）

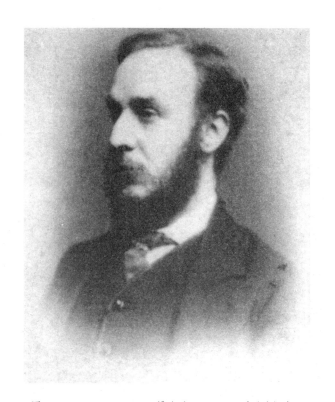

图 1-6　Theodore Williams 博士（1838—1912 年）（经许可转载，引自 Wellcome Library, London）

欧洲大陆

在法国、德国、奥地利和其他几个欧洲国家，研究生课程已于第一次世界大战（1914—1918 年）之前全面开设。然而，在英国，除了一些小型（教学）举措之外，实际上没有足够的设施开设课程。

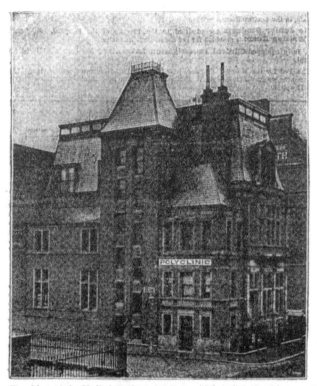

The object of the Medical Graduates' College and Polyclinic is to increase the facilities offered to Medical Men for acquiring Technical skill and advancing their Scientific and Clinical knowledge. It will seek to accomplish this object not only by affording instruction under its own roof, but by entering into close association with existing Hospitals, Medical Schools, and Institutions in the Metropolis and throughout the United Kingdom.

Clinical Consultations on exceptional cases now take place daily (Saturdays excepted) at four o'clock, and there are also frequent Clinical Lectures. There are also special Teaching Classes on various subjects. Details may be had on application to the Medical Superintendent. The fee as an Annual Subscriber is Two Guineas; for Three Months' attendance at Consultations, One Guinea. There is a Library and Reading Room, and a large Museum is in course of erection.

A. E. HAYWARD PINCH, F.R.C.S., *Medical Superintendent.*

2069

图 1-7　综合诊所——研究生项目，其存在应归功于 Hutchinson（引自 *Medical Directory* 1900: 2069）

"伟大的欧洲大陆学校"（尤其是在维也纳的学校）是毕业生长期以来最容易获得专业教育的地方。来自美国和英属领地的本科毕业生也在欧洲的这些学校就读，主要有两个原因。

一是他们大学本科的教授也在这些学校就读，并且使其在早年受益匪浅。

二是在英国，研究生教育严重匮乏，那些现有的教育中心分散在大都市的多个地点（通常难以到达）。

伦敦的另一个方案

因此，在世纪之交，伦敦有四个医学研究生项目在运行。伦敦临床医学院，位于格林尼治的 Dreadnought Seamen 医院，建于 1906 年。不幸的是，它在第一次世界大战期间（主要由于人员不足）遭受了严重的衰退，后来开设了外科手术和病理学课程。这所学校有几所附属医院，其中包括米勒医院（Miller Hospital）、贝特莱姆医院（Bethlem Hospital）和滑铁卢妇女儿童医院（Waterloo Hospital for Women and Children）[11]。

早期的其他方案

有几家济贫院开展了研究生培训的试点工作。以帕丁顿医院（Paddington Infirmary）为例，该医院与圣玛丽医院（St Mary's Hospital）本科教学医学院有合作关系，为附近的全科医生组织了"临床之夜"。在第一次世界大战之前，其他的济贫院也采取了类似的做法。

早期伦敦研究生教育的历史被记录在 1921 年和 1930 年的两份政府报告中 [12]。

Osler 的影响

在第一次世界大战之前及战时，政府正在酝酿覆盖范围更为广泛的研究生教学计划，这几乎可以完全归功于 William Osler 爵士的倡议和影响（见第 2 章）。1917 年由 Osler（第一次世界大战期间）设立的研究生理事会（Postgraduate Council）后来发展成为医学研究生会（Postgraduate Medical Association），目的是在英国组织永久性的研究生教学活动。Osler 是一位伟大的远见卓识者，他预见在战争结束时，英国将出现一个非常好的时机，进而取代在"凯撒战争"之前占据医学领域主导地位的维也纳。

一劳永逸的解决方案

虽然伦敦已在施行几个医学项目，但它们的规模都相对较小。医学院校本身对本科生教育更感兴趣，因此对研究生的关注非常有限。

参考文献与注释

[1] C Newman. *The Evolution of Medical Education in the Nineteenth Century*. London: Oxford University Press 1957: 340; C Newman. A brief history of the Postgraduate Medical School. *Medical History* 1966: 10: 285–8.

[2] Charles Robert Bell Keetley, FRCS (1848–1909) was educated at Browne's School, Grimsby (where he was born) and attended lectures on botany and anatomy at the Hull Infirmary. He entered St Bartholomew's Hospital in 1871 and was admitted MRCS in 1873, and FRCS in 1876. He had become LRCP in 1873. Following a post as house-surgeon, and a period in general practice at Bungay, Suffolk, Keetley became assistant demonstrator in anatomy at Bart's medical school. In 1878, he was elected assistant surgeon at the West London Hospital; here, he 'introduced into the wards [Lister's] antiseptic methods of modem surgery before they had been adopted to any great extent by the other hospitals in London'. He also advocated surgery in appendicitis. In 1882, he was the founder and first president of the West London Medical Society and Postgraduate College. During 'his 30 years [there] the

017

West London Hospital grew from a suburban venture to a great general hospital for a million people, to which is affiliated a great postgraduate school'. Keetley also wrote a good deal, much on orthopaedics. [*See also:* D'A Power and J Kirkup. Keetley, Charles Robert Bell (1848–1909). In: HCG Matthew and B Harrison (eds) *Oxford Dictionary of National Biography.* Oxford: Oxford University Press 2004: 31: 35; Anonymous. Charles Robert Bell Keetley. *The Lancet* 1909: ii: 1788–9; Anonymous. Charles Robert Bell Keetley. *Br Med J* 1909: ii: 1721–2; P Dunn. In memoriam. *West London Med J* 1910: 15: 69–72; Anonymous. Keetley, Charles Robert Bell (1848–1909). *Plan's Lives* 1930: i: 649–50.]

[3] Lewis Stephen Pilcher, MD (1845–1934) received his education at Ann Arbor High School and the University of Michigan. His postgraduate study was obtained in Europe. He was later on the surgical staff of the Methodist Episcopal Hospital, Brooklyn (1900–08) and various hospitals in New York. From 1913 until 1928, Pilcher was Professor of Clinical Surgery at the New York Postgraduate Medical School. From 1887 until 1907he was editor of *Annals of Surgery.* [*See also:* M Kaufman. Pilcher, Lewis Stephen. *Dictionary*

of American Medical Biography. London: Greenwood Press 1984: 2: 596–7.]

[4] [LA Bidwell]. The Postgraduate College and Dinner. *West London Med J* 1909: 14: 286–91.

[5] Leonard Arthur Bidwell, FRCS (1865–1912) was educated at Blackheath School and St Thomas's Hospital, which he entered in 1882. After a period of study in Paris, he was appointed Assistant Surgeon to the West London Hospital, where he became Surgeon in 1906. He specialised in surgery of the abdomen. Although the Postgraduate College was initiated by Keetley, Bidwell became Dean of the School in 1896 (a position which he held until his death) and its success was largely due to his teaching and administrative talents. His death resulted from acute appendicitis. [*See also:* Anonymous. Leonard Arthur Bidwell. *The Lancet* 1912: ii: 797–8; Anonymous. Leonard A Bidwell. *Br Med J* 1912: ii: 666–7; Anonymous. Bidwell, Leonard Arthur (1865–1912). *Plan's Lives* 1930: i: 98.]

[6] Sir Jonathan Hutchinson, FRCS, FRS (1828–1913) was a consultant surgeon and Professor of Surgery at The London Hospital. Educated at St Bartholomew's Hospital, he became President of the Royal College of Surgeons (1889–90). Hutchinson was heavily involved

in committees, and was a prolific author. [*See also:* RJ Godlee and WF Bynum. Hutchinson, Sir Jonathan (1828–1913). In: HCG Matthew and B Harrison (eds) *Oxford Dictionary of National Biography.* Oxford: Oxford University Press 2004: 29: 21–2; Anonymous. *Plan's Lives* 1930: i: 588–91; H Hutchinson. *Jonathan Hutchinson: life and letters.* London: Heinemann 1946: 257.]

[7] Anonymous. Medical Graduates' College and Polyclinic. *Medical Directory* 1900: 447–8.

[8] Sir William Henry Broadbent, Bt, FRCP, FRS (1835–1907) received his medical education at Manchester Medical School and Paris. He was initially physician to the London Fever Hospital and the Western General Dispensary. Later, at St Mary's, he took a great interest in neurology and cardiology. He was also Physician-in-Ordinary to the Prince of Wales (1892), Physician-Extraordinary to Queen Victoria (1896) and Physician-in-Ordinary to the new Prince of Wales (1901). [*See also:* K Brown. Broadbent, Sir William Henry, first baronet (1835–1907). In: HCG Matthew and B Harrison (eds) *Oxford Dictionary of National Biography.* Oxford: Oxford University Press 2004: 7: 725–7; Anonymous. *Munk's Roll:* 4: 169–70.]

[9] (Charles) Theodore Williams, FRCP (1838–1912) was a consultant physician at University College Hospital where he specialised in respiratory diseases (especially tuberculosis). He had studied at Pembroke College, Oxford; St George's Hospital; and Paris. [*See also:* Anonymous. *Munk's Roll:* 4: 197–8.]

[10] Post-graduate Medical Committee. *Report of the Post-graduate Medical Committee.* London: HM Stationery Office 1921: 29; Ministry of Health. *Report of the Postgraduate Medical Education Committee.* London: HM Stationery Office 1930: 37; C Rivett. Postgraduate study. In: *The Development of the London Hospital System 1823–1982.* London: King Edward's Hospital Fund for London 1986: 159–60.

[11] Anonymous. Medical Graduates' College and Polyclinic, North-East London Postgraduate College, West London Postgraduate College, London School of Clinical Medicine. *Medical Directory.* London: J & A Churchill 1914: 418–20, 2004–5, 2008; Anonymous. The new school of clinical medicine: The Seamen's Hospital, Greenwich. *BrMed J* 1906: i: 211–15; GC Cook. A History of the Seamen's Hospital Society (in preparation).

[12] Op. cit. *See* Note 10 above.

The London Post-graduate Association (LPA) and the Postgraduate Medical Association (PMA)

第2章 伦敦研究生会与医学研究生会

在 19 世纪 90 年代，人们普遍意识到，如果各级医疗从业人员想要跟上医学知识更新的步伐，研究生阶段的教育是必不可少的。大约在同一时间（19 世纪 90 年代），西伦敦医院正在发展建设研究生（教学）设施，伦敦研究生会（图 2-1）成立的目的是为相关从业人员提供伦敦丰富的临床资料（见第 1 章）[1]。

他们与查令十字军医院（Charing Cross Hospital）、盖伊医院（Guy's Hospital）、国王学院医院（King's College Hospital）、圣玛丽医院（St Thomas's Hospital）、圣托马斯医院（St Thomas's Hospital）、威斯敏斯特医院（Westminster Hospital）和伦敦大学学院医院（University College Hospital）达成了协议。一些专科医院也参与其中，如布朗普顿医院（Brompton Hospital）、大奥蒙德街医院（Great Ormond Street Hospital）、英国国家医院（皇后广场

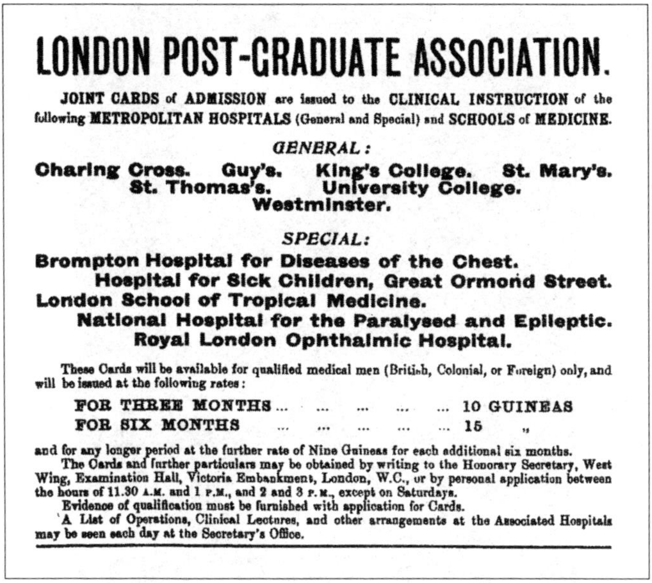

LONDON POST-GRADUATE ASSOCIATION.

JOINT CARDS of ADMISSION are issued to the CLINICAL INSTRUCTION of the
following METROPOLITAN HOSPITALS (General and Special) and SCHOOLS of MEDICINE.

GENERAL :

**Charing Cross.　Guy's.　King's College.　St. Mary's.
St. Thomas's.　University College.
Westminster.**

SPECIAL :

**Brompton Hospital for Diseases of the Chest.
Hospital for Sick Children, Great Ormond Street.
London School of Tropical Medicine.
National Hospital for the Paralysed and Epileptic.
Royal London Ophthalmic Hospital.**

These Cards will be available for qualified medical men (British, Colonial, or Foreign) only, and
will be issued at the following rates :

FOR THREE MONTHS ...　...　...　...　... 10 GUINEAS
FOR SIX MONTHS 　...　...　...　...　... 15 　,,

and for any longer period at the further rate of Nine Guineas for each additional six months.

The Cards and further particulars may be obtained by writing to the Honorary Secretary, West
Wing, Examination Hall, Victoria Embankment, London, W.C., or by personal application between
the hours of 11.30 A.M. and 1 P.M., and 2 and 3 P.M., except on Saturdays.

Evidence of qualification must be furnished with application for Cards.

A List of Operations, Clinical Lectures, and other arrangements at the Associated Hospitals
may be seen each day at the Secretary's Office.

图 2-1　伦敦研究生会课程的招聘广告（引自 *Medical Directory*
1908:1870）

医院）[National Hospital（Queen Square）Hospital] 和
伦敦热带医学院（London School of Tropical Medicine）。
在这些机构的所有课程中，一张 3 个月的入学票价为
10 英镑[1]。

　　LPA 成立于 1898 年，位于 Examination Hall，Victoria
Embankment，London，WC；从那时起，它的规模不断
扩大。LPA 的秘书是 Raymond Crawford 博士（后来为爵
士）（图 2-2）[2]。

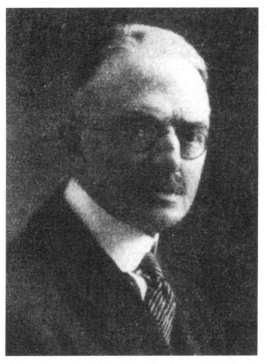

图 2-2 Raymond Crawfurd 爵士（1865—1938 年）（经许可转载，引自 Wellcome Library, London）

在人们对 LPA 的描述中，它被认为是致力于为建立一种截然不同的研究生教学类型而尽可能地提供相关设施（与伦敦其他现存的研究生教学设施相比）；1908 年，LPA 的目的与其说是为了培养一名合格的本科生，不如说是为了给学生提供最佳的自学便利，让他们可以自由支配从组织机构获得的大量临床材料和专业指导[3]。

在《柳叶刀》期刊上发表的一篇匿名文章中，作者将研究生学习分为三个主要部分：第一，专业学科的一般研究（包括某一分支的专门研究）；第二，国家医学研究；第三，热带医学研究。这篇文章指出，最后两部分为主要内容[4]。在那时，于 1899 年建立的伦敦热带医学学院［当时位于艾伯特码头医院（Albert Dock Hospital）］已设立大部分热带医学专业，并且在不久之后，国家医学（研究）将主要由伦敦卫生与热带医学院（London School of Hygiene and Tropical Medicine）负责，它于 1929 年正式开设，由洛克菲勒基金会捐赠 200 万美元[5]。

在同一时期，也就是第一次世界大战（1914—1918年）爆发之前，伦敦举行了一场关于研究生医学研究的国际会议。会议贡献者之一是来自医学研究生学院和综合医院理事会（Council of the Medical Graduates' College and Polyclinic）的主席 CO Hawthorne 博士。他强调了当时英国体制的不足之处，即需要更多的组织和协调；需要一个中央办公室或局，可以获得伦敦提供的所有毕业后的（就业）机会信息。一篇主要文章详述了在柏林弗里德里希皇宫（Kaiserin Friedrich Haus）落实这一问题的工作。该机构为整个德意志帝国从事特殊和一般工作的医生开设了一门课程……然后，作者集中论述了英国在研究生教育方面的不足。Hawthorne 在他的演讲中指出，"伦敦的一家综合医院很可能会成为一个有组织性的研究生计划临床中心"，但他怀疑自己的提议是否会迅速实现[6]。1910 年，LPA 已将其办公室设在医学和外科手术协会总部（RSM 的前身）：伦敦汉诺威广场 20 号（20 Hanover Square，London W）[7]。

　　根据 James 的说法，医学研究生会成立于 1911 年，很大程度上是受到 Osler 的影响，但它的发展因第一次世界大战（爆发）而受阻。该组织似乎很可能实际是由 Osler 于 1917 年创立的（见第 4 章），在 1919 年末该组织与医学生学生会［源于应急研究生课程委员会（Emergency Postgraduate Courses Committee）］合并[8]。从某种程度上来说，Raven 证实了这一猜想，他写道："William Osler 爵士来到这个国家后不久……他成立了 PMA，以统筹安排伦敦所有现有的临床设施，从而进行深度的医学研究[9]。"

参考文献与注释

[1] G Rivett. Postgraduate study. In: *The Development of the London Hospital System 1823–1982*. London: King Edward's Hospital Fund for London 1986: 159–60.

[2] (Sir) Raymond Henry Payne Crawfurd, FRCP (1865–1938) was educated at Winchester, New College

Oxford, and King's College Medical School London. He qualified in 1894, and in 1896 was elected assistant physician to the Royal Free Hospital, resigning in 1908. At King's College Hospital, Crawfurd was appointed assistant physician (1898), physician (1905), and consulting physician (1930). He played a significant part in organising the removal of the hospital from the Strand to Denmark Hill. He was also Registrar of the RCP (1888-1901); Fitzpatrick Lecturer (1911-12), and Harveian Orator (1919). Crawfurd was also a considerable medical historian. [*See also:* Anonymous. *The Times.* London 1938: 10 March; JD Rolleston and HCG Matthew. Crawfurd, Sir Raymond Henry Payne (1865-1938). In: HCG Matthew and B Harrison (eds) *Oxford Dictionary of National Biography.* Oxford: Oxford University Press 2004: 14: 92-3; Anonymous. Sir Raymond Crawfurd. *The Lancet* 1938: i: 697-8, 752-3; Anonymous. Sir Raymond Crawfurd. *Br Med J* 1938: i: 651-2; Anonymous. *Munk's Roll* 4: 427-8.]

[3] Anonymous. London Postgraduate Association. *Medical Directory.* London: J & A Churchill 1908: 380, 1870; Ibid. 1909: 380, 1880; Anonymous. Postgraduation study. *Br Med J* 1908: ii: 674-6; Deans of the Metropolitan Schools of Medicine (eds). Facilities

for post-graduate study. In: *Medical Education in London: being a guide to the Schools of the University of London in the Faculty of Medicine, with notes on the general facilities for clinical study and research in the metropolis.* London: Ash & Compy Ltd. 1908: 165–7.

[4] Anonymous. Post-Graduate Study. *The Lancet* 1913: ii: 745–6.

[5] GC Cook. The London School of Hygiene and Tropical Medicine, and the Ross Institute and Hospital for Tropical Diseases. In: *From the Greenwich Hulks to Old St Pancras: a history of tropical disease in London.* London: Athlone Press 1992; A May. *London School of Hygiene and Tropical Medicine 1899–1999.* London: London School of Hygiene & Tropical Medicine 1999: 40.

[6] CO Hawthorne. An address on the present position of post-graduation medical education in the United Kingdom. *The Lancet* 1913: ii: 707–8; Anonymous. Postgraduate Study (leading article). *The Lancet* 1913: ii: 745–6; Anonymous. Post-graduate Study. *The Lancet* 1913: ii: 753–8.

[7] Anonymous. London Postgraduate Association. *Medical Directory.* London: J & A Churchill 1910: 397, 1926; Ibid. 1913: 408, 1960.

[8] DG James. Postgraduate medicine and personalities-1925. *Postgrad Med J* 1985: 61: 861–4; Minute Book 1: 163.

[9] RW Raven. The Postgraduate Medical Journal – a retrospective view. *Postgrad Med J* 1985: 61: 857–9.

The 'Association for Co-operation in Medicine amongst English-speaking Nations'

第 3 章　英语国家医学合作协会

如前文所述，William Osler 爵士（图 3-1）[1] 长期以来一直对英国的永久性研究生医学教育感兴趣。

1918 年 7 月 22 日周一晚上 8 点 30 分，在 Eustace Percy（后来为第一代 Percy of Newcastle 男爵）[2] 的家中（6 Smith Square，Westminster，SW）举行了一次会议（图 3-2）。此时，第一次世界大战仍在进行。

在这次会议上（由 Percy 本人主持），受邀者为英国陆军医务处、自治领医务处、美国医务处、大学和主要医学院的代表，以及一些对会议主旨感兴趣的外界人士。这是为了宣传"可能建立某种永久性组织，这可能会通过医学专业这一媒介，在用英语交流的民族之间建立起更紧密的联盟"。出席者包括 Bertrand Dawson 爵士（后来为 1st Lord Dawson of Penn）（见第 10 章）、Walter Fletcher 爵士（MRC 的秘书）、Dawson Williams 博士（后

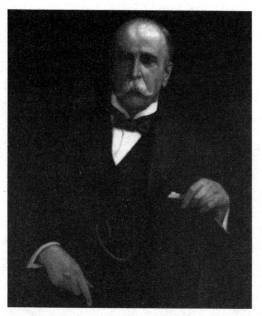

图 3-1　William Osler 爵士（1849—1919 年）（经许可转载，引自 Wellcome Library, London）

来为爵士）、Arbuthnot Lane 爵士、Robert Morant 爵士、McNair Wilson 博士、Sorapure、Colonel Heald 博士、St Clair Thomson 爵士（图 3-3）[3]、Colonel [EA] Parkes 及 Neville Howse 爵士将军。

MacAlister 先生（后来为 John 爵士）[4] 和 Thomson 受邀担任荣誉秘书，并准备了一份可能提交到下次会议上的方案。然而，根据 Cushing 的说法，医学生学生会（FM）于 1918 年 7 月 18 日在 Percy 家中举行成立大会；

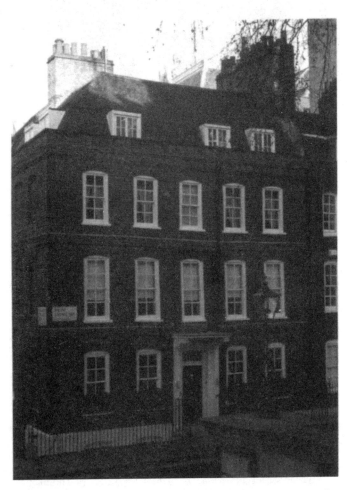

图 3-2　Eustace Percy 的房子（6 Smith Square, Westminster, SW1）
靠近圣约翰教堂

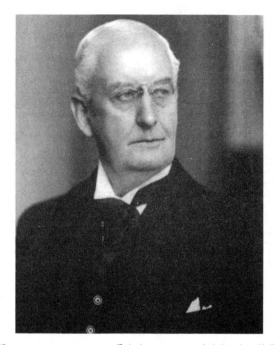

图 3-3　St Clair Thomson 爵士（1859—1943 年）（经许可转载，引自 Wellcome Library, London）

然而，他大概是把医学生学生会和"英语国家医学合作协会"（ACMEN）混淆了（见上文）。William 爵士确信（Cushing 写道），无论战争的结果如何，英国的研究生教育一定会有更好的发展[5]。

与此同时，他们决定在这一问题上，获得更广泛的专业观点[6]。荣誉秘书须向业内知名人士写信（图 3-4），请求他们批准该计划。

1 WIMPOLE STREET,
LONDON, W. 1.

21st September, 1918.

DEAR SIR,

On the invitation of Lord Eustace Percy an informal meeting was recently held at his house, and those present included officers of the R.A.M.C., the Medical Corps of the Dominions and of America, with leading civilian representatives of Medicine.

A free discussion took place as to the best means of bringing about a closer co-operation between the members of the profession in this country and those of the Dominions and in America, and as a result we were asked to draw up a brief conspectus of the aims of those present at the meeting.

We enclose it herewith and ask you to be good enough to read it, in the hope that it will gain your sympathy and support. It is, however, merely tentative, and we shall be glad if you will send us any suggestions for its improvement before it is circulated among the profession. We shall be glad to receive suggestions for a shorter and more clearly descriptive title than the one we have tentatively proposed.

Of course nothing can be done until we have obtained the approval of those in authority and a grant for the necessary expenses, but, before approaching the authorities, we feel it is highly desirable, indeed necessary, to give the names of the prominent members of the profession who approve of the scheme, and we earnestly hope that you will authorise us to use your name for this purpose, clearly understanding that it commits you to nothing beyond an expression of approval.

When we learn that we can count on your approval, and possible support, we shall arrange for a preliminary meeting early in October, but, in the meantime, we beg you to reply to this before the end of this month, as a good deal has yet to be done before we can arrange for the meeting.

We are, Dear Sir,

Yours very truly,

ST. CLAIR THOMSON ⎫   *Acting*
J. Y. W. MACALISTER ⎰ *Honorary Secretaries.*

POSTCRIPT.—*We sent advance copies of this to the Directors-General of the American, British, and Dominions Medical Services and have pleasure in enclosing copies of the answers received. We also enclose a copy of a singularly appropriate article which recently appeared in the "British Medical Journal."*

图 3-4　英国皇家医学会 1918 年代理荣誉秘书（Acting Honorary Secretaries）写给医学界杰出成员的一封信

这封探询信还附有一篇最近匿名发表在《英国医学杂志》上的文章复印件。作者在信中提到，海外服务处和美国服务处也有许多医务人员，他们无法获得学生会的接待，也无法获取现有的经验和研究信息。人们一致认为，英国医学会（British Medical Association）和皇家医学会可以为海外的医务人员做更多工作。然而，这只是触及……一个更大规模的学科边缘——需要用比过去更大的规模且更健全的基础在伦敦组织研究生教学。作者继续说道："英国大学展现出振奋人心的迹象，他们愿意采取措施，以吸引来自海外、美国和欧洲大陆的年轻毕业生，这些毕业生迄今为止有去德国学习的倾向，在这个国家的大战结束之后，而不是……"作者总结道："我们有理由相信，一项令人满意且能够永久满足现有需求的方案将很快出台……[7]"

协会的发起人

第一次世界大战（1914—1918 年）之后，伦敦的医学研究生培训的新倡议实际上是由 James MacKenzie 爵士、William Arbuthnot Lane 爵士及 Colonel Herbert Bruce 提出的。他们于 1918 年 7 月 15 日写信给《泰晤士报》，汇报了参加美国医学会（American Medical Association）在芝加哥举行的年度医学大会（Medical

Congress）的任务。他们是受英国政府邀请参加的英国医学代表团。信中传达的总体信息是美国和英国之间的强烈共鸣，两国之间似乎很可能达成协定。当月下旬，《泰晤士报》发表了题为"与美国达成医疗协议"的社论。这谈到了两国之间的理解和共鸣，因为医生在每个社区都发挥着无法确定的巨大影响，而且对抗疾病的伟大战争（这是一场国际性的战争）现在正处于起步阶段，两国人民应该并肩作战，相互支持。文章还进一步指出，为了享受科学协定对其的好处，德国在战前曾使用所有这些手段来吸引美国学生到其大学和学院学习，结果产生了不可估量的好处。英国卫生部……成立后（文章继续）将在各个方面加强与英国国家卫生委员会（State Boards of Health）的友好协作，他们已经为美国做了很多[8]。

关于这个设想中的组织（英语国家医学合作协会）所要求的细节，将在三个标题下列出：概述、目标和实用建议。

英语国家医学合作协会

1918 年 9 月

概　述

大英帝国各地区之间及大英帝国与美国之间的相互理解与密切合作，或许将为世界和平奠定最坚实的基础。它的目的和作用并不是排斥其他国家，而是为通向广泛国际联盟开拓一条道路。

这种关系的永久建立不受政府影响。它一定是一种文化的成长。该关系最必要的基础之一是在医学科学领域建立起更为密切的伙伴关系。

目前的时机特别适合促进这样一种伙伴关系。这场战争不仅让用英语交流的医学领袖们团结起来，而且还使成千上万的新生代医务工作者团结起来，在伦敦乃至英国及其周边地区，人们为了一个共同的目标及一个在世界历史上前所未有的机会而团结起来，为共同追求知识、收获更亲密的同志情谊而团结起来。

迄今为止，距离、无知和偏见已经强大到足以阻止美国和英国的专业人士互相理解并感激两个国家为医学界所做的和正在做的事情。

人们是否充分利用了战争这一难得的机会来消

037

除这些误解？BMJ 遗憾地承认，在过去的 4 年中，海外部队官员或多或少地一直在我们身边，或是在法国地中海休假或值班，既没有找到社会上的，也没有找到在科学界的他们有权期待的友谊，这可能是由于我们过于传统且明显缺乏响应能力。当然，我们普遍希望为到访者提供更好的事物，希望（之前）提议成立的协会将提供实现这一愿望的途径。

目 标

拟议协会的目标是在科学友谊基础上建立社会协会。它的主要目标不是科学研究，它不是一个新的医学社会无意为本科生或研究生开设医学院校；它的目标既不是（设立）纯粹的专业，也绝不是金钱；它也不会与任何现有的学术或社会努力相冲突。

我们提议做的事可以马上着手进行。一个研究战争医学和外科手术的特别机会就在这里，触手可及。来自英语国家医务工作者的连续到访使我们能够有机会欢迎我们的"亲人"，并给予他们丰富的科学款待。让我们立即从这里开始，只需要一些友好协作。

以军队中的骨科医学为例。在大不列颠和爱尔兰，有 15 个或更多的大型中心专门为此设立了

25 000 多张病床。除了神经学家和外科医生在这些中心进行的工作外，还有开放的治疗部门，功能包括①治疗研讨；②健身；③按摩；④电疗；⑤沐浴。与此相关的是，由养老保险部负责设计和制造假肢，以及对残疾人进行训练。有了所有这些设施，部门就可以给年轻的外科医生提供 3 个月的强化训练课程，也可以每年举行几次会议和教育代表大会。这种优越的设施能够被更为广泛地使用吗？其他科室的类似成果可否更为广泛地传播？

　　该协会的理事会将提名各种小组委员会（分委会），每个委员会负责组织管理某些特定的科学领域分支（事务）。例如，眼科分委会将整理各眼科医院、所有综合医院眼科部门、所有诊所的眼科手术天数和时间，将准备授课、备课及手术的课程详情，以及负责眼科部门和其他有关眼科的会议计划。该分委会将（负责）安排所承办的会议、参观这些诊所、对盲人收容所（asylums）❶进行调研、参观 St Dunstan 的工作，并观察机构对盲人再教育的培训情况。

---

❶　该词来源于希腊词汇，意为"避难所"，通常用于医院，而非用于专门照顾精神病患者的机构。

在这个阶段，列出所有这些分委会的完整名单既不可能，也没有意义。但是，如果我们提到矫形外科、疟疾、痢疾、战壕热的研究及整形医院的工作时，就可以想到它们的数量和功能范围；这几条组织线便可以立即启动，那么我们得到各有关部门负责人的支持和认可将指日可待。

随后，分委会将着手处理一些起初看起来很遥远的问题，如这个国家的医学史、学校卫生或婴儿福利。

后来，分委会在此基础上，又进一步努力，使其不仅在战争期间为一个临时组织服务，同时将作为一个更广阔包容的核心组织，在战争结束后不断发展壮大。人们将会形成到伦敦学习的习惯；在英国进行过丰富论证的材料将被公开，并可随时获取；可能会建造新的研究设施；教学的艺术和实践将得到促进；研究将得到鼓励；可以捐赠旅行奖学金；与国际重要医疗问题（如霍乱、工业疾病）相关的知识将更为迅速地传播；对海外医学院的访问、会议和代表大会将更加频繁、便利和有效；将鼓励学生通过在多所大学工作来增长知识、拓宽视野；并可能安排临时教授席位或教授职位互换。

在这个阶段的后期，当互访成为可能时，我们有机会将期待海外的同志以我们现在希望给予的那种方式来帮助我们拓宽视野并激励奋进。

这项工作将通过促进所有主要科学的传播来产生更为深远的影响，我们可以直接着眼于这些结果：社会改善，促进所有用英语交流的种族的繁荣和幸福，从而间接地在所有民族中进行改善，国家由此产生的"健康和财富"得到促进；也许最重要的是，为国家自由联盟提供科学基础，这是我们现在最主要的政治理想之一。

实用建议

我们的首要目标是为各盟军的医务人员提供社交和科学娱乐活动。

除非在合理的社会基础上建立一个经验与兴趣并存的自然群体，否则任何事情都无法永久和持续。

因此，使用中央建筑物是首要要求。这将作为以下场所进行使用。

041

1. 一个社交中心，有一些俱乐部生活的设施，战时能用于写作、阅读和茶室；邮寄信件的地址；一个集会场所。

2. 一个可以收集和归档所有与医疗有关信息的科室，所有调查者都可以随时获得（相关信息）。这些资料将于每天公布，并定期分发给新闻界、各总部、医院、食堂和俱乐部。

协会将与所有研究生课程、讲座、手术或医疗功能建立联系，将向其提供特殊课程的细节，并且能够获得医疗协会、协会、图书馆、博物馆、实验室等的临时会员资格。协会将请所有这些机构向协会通报它们的工作情况。协会亦会作为一个办公室，负责接收和统筹所有提供的专业帮助或娱乐活动，并可组织团体亲自参观具有科学价值的中心。

3. 一个普通的聚会场所，游客可以在这里与这个国家的任何专业人士或物品进行个人接触。将提供会议、讨论、演示或展览的房间。这些会议可以定期、频繁地安排，如在下午或晚上，日程各不相同，最好是简短的演示，每次会议结束时都有一小时可以喝茶、谈话和吸烟。还应该有会议室来讨论如交流访问之类的问题，并听取来访者的要求、意见和建议。

该中心收集的所有资料都是最新的，并通过英国、美国和各自治领的医学报刊向所有访问者分发，也可以通过军队的医学期刊，通过各盟军的日令，或在各军区各医院的食堂里张贴告示。

1918 年 8 月和 9 月，MacAlister（也是皇家医学会的秘书，见前文）收到了来自陆军和海军高级医疗官员及美国的许多支持信件，其他的则来自加拿大海外军事部队、澳大利亚帝国部队、新西兰远征军和南非分遣队。所有人都毫无例外地在支持着这项计划。

1918 年 12 月，Lane 证实，大批从"前线"返回的医务官员渴望在伦敦逗留期间获得一些研究生指导。他们中不只是英国人，还有来自自治领和美洲的人员。在这之后，荣誉秘书们立即与 Osler 进行了沟通，Osler 显然已经在一段时间内持续致力于一个永久性的计划（可能是 PMA），但该组织还不够先进，无法应对这种情况。1918 年平安夜，MacAlister 邀请了几位研究团的主要成员讨论这一紧急情况（见第 4 章）。因此，就在这一天，应急计划正式成立[9]。

一个适宜的场所

1918 年 10 月 8 日，一封由拟成立协会的代理荣誉秘书签署的信件，寄给了皇家医学会[10]的主席 Humphry Rolleston 爵士（图 3-5）[11]。

这封信要求"提供……办公室"（包括临时办公场所

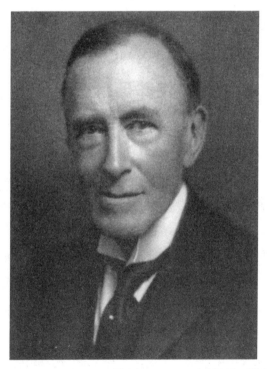

图 3-5　Humphry Rolleston 爵士（1862—1944 年）（经许可转载，引自 Wellcome Library, London）

和偶尔使用的会议室）作为协会的总部。信中强调，他们没有向 RSM 要求任何财政支持。这些设施随即向协会提供，因此协会的"官方总部"设在温波尔街 1 号[12]。

后续会议于 1918 年 12 月 4 日在 RSM 举行（为"进一步成立会议"），Lane 被一致推选为主席。因缺席而致歉的人有 Bertrand Dawson 爵士、William Osler 爵士、Eustace Percy 勋爵及 Humphry Rolleston 爵士。会议由 MacAlister 报告，尽管人们对这个计划热情高涨，并且得到了政府承诺，但目前计划尚未得到财政援助；在首相 David Lloyd George 和 Bonar Law 先生的采访中说道，"希望说服政府提供资助"。然而，停战协议已经介入（11 月 11 日），人们认为就算不是无礼的，将拟议协会的事务麻烦总理也是徒劳的[13]。

MacAlister 在进一步成立大会上报告的其他事项包括：已诚邀自治领、美国和所有盟国的医务人员考虑在家（在 RSM）使用图书馆和研究员的房间，并尽可能使用 RSM 作为中央信息局。此外，将在每天 4 点到 6 点之间为所有访客提供咖啡和香烟。MacAlister 继续说："……在全国所有指挥部，来自海外的医务人员被热忱邀请参加诊所、讲座和展示活动……"

这也适用于伦敦的"所有主要医院"，并且每天都会在 RSM 入口大厅的特别布告板上张贴"医院情况"的摘要。Lane 承诺接受财政部长的职位，现任代理秘书将由 Douglas Harmer 接任。12 月 4 日的会议决议如下所述。

1. 拟议组织的目标是将各盟国的医学专业成员聚集在一起，以促进交流与合作，促进医学科学和公共卫生的发展。

2. 应成立一个总务委员会，审议、计划、提出报告，并提议新组织的名称。

3. 人员（见上文）是任命的。

4. 成立总务委员会（在这种情况下由 73 人组成）。其中包含了那个时代的诸多知名人士，其中包括 Right Honourable Christopher Addison［MP（后来为第一代 Addison of Stallingborough 子爵，后又为第一代 Minister of Health）］（图 3–6）[14]、LB Aldrich-Blake 小姐（后来为 Louisa 夫人）[15]、Clifford Allbutt 爵士、Andrew Balfour 博士（后来为爵士）、Thomas Barlow 爵士、Major-Gen、David Bruce 爵士[16]、E Farquhar Buzzard 博士、Col.Aldo Castellani（后来为爵士）[17]、William Watson Cheyne 爵士、Colonel Harvey Cushing、Bertrand Dawson 爵士（后来为第一代 Dawson of Penn 子爵）（见第 10 章）、Walter Fletcher 爵士、RH Hewlett 教授、Robert Jones 爵士、Arthur Keogh 爵士中将、Arthur Keith 教授、William Arbuthnot Lane 爵士、RT Leiper 博士、William Leishman 爵士、George Makins 爵士、Arthur Mayo-

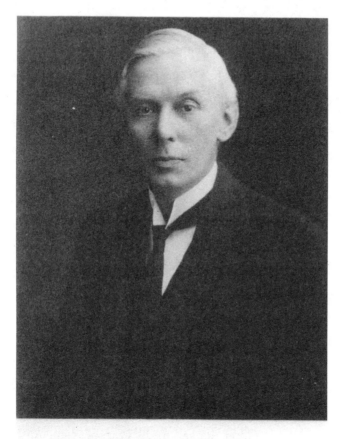

图 3-6　Rt Hon. Christopher Addison（后来为第一代 Addison of Stallingborough 子爵）（1869—1951 年）（经许可转载，引自 Wellcome Library, London）

Robson 爵士、Norman Moore 博士、Berkeley Moynihan 爵士（后来为第一代 Moynihan of Leeds 男爵）、George Newman 爵士、William Osler 爵士、Humphry Rolleston 爵士、Ronald Ross 爵士[18]、Scharlieb 女士、WJR Simpson 教授、Squire Sprigge 博士、William Hale-White 爵士、Dawson Williams 博士、McNair Wilson 博士、Almroth Wright 爵士[19]。

5. 提议建立的组织不应该局限于英语国家。

6. 感谢 RSM 提供场所。

会议记录有 William Osler 爵士的签名[20]。

参考文献与注释

[1] Sir William Osier, Bt, FRCP, FRS (1849–1919) was bom in Ontario, Canada. He studied medicine at Toronto and McGill Universities, graduating in 1872. He returned to Montreal, after a long tour of European medical centres, and at the age of 25 years was appointed professor of the institutes of medicine at McGill. In 1884 he was invited to take the chair of medicine at the University of Pennsylvania; after five years in this post, he was appointed first professor of medicine at Johns Hopkins University, Baltimore. He stayed there 15 years, and was then elected to the Regius Chair

of medicine at Oxford, and was also physician to the Radcliffe Infirmary. At the Royal College of Physicians, he gave numerous lectures, including the Harveian in 1906. His greatest literary work was *The Principles and Practice of Medicine,* first published in 1892. [*See also: The Times.* London: 1919: 30 December: 13; 1920: 2 January: 13; Anonymous. A lover of men and books: tributes to Sir W Osier. 1920: 20 January: 13; WF Bynum. Osier, Sir William, Baronet (1849–1919) In: HCG Matthew and B Harrison (eds) *Oxford Dictionary of National Biography.* Oxford: Oxford University Press 2004: 42: 53–6; Anonymous. *Munk's Roll* 4: 295–6; H Cushing. *Life of Sir William Osier.* London: Oxford University Press 1940: 1417. M Bliss. *William Osier: a life in medicine.* Oxford: Oxford University Press 1999: 581.]

049

[2] Lord Eustace Sutherland Campbell Percy, PC (1887–1958) was the 7th son of the 7th Duke of Northumberland, and was created the 1st Baron Percy of Newcastle in 1953. Before becoming MP for Hastings (in 1921), he had served in the Diplomatic Service. He later served on the Board of Education (later becoming President), and the Ministry of Health before becoming Minister without Portfolio (1935–36). Percy

was a prolific author, most of his publications relating to education. [*See also:* P Williamson. Percy, Eustace Sutherland Campbell, Baron Percy of Newcastle (1887–1958). In: HCG Matthew and B Harrison (eds) *Oxford Dictionary of National Biography.* Oxford: Oxford University Press 2004: 43: 687–9.]

[3] Sir St Clair Thomson, FRCP, FRCS (1859–1943) was an eminent laryngologist. He qualified at King's College Hospital, and after several years in Europe, including Vienna, he returned to London in 1893. Thomson then lectured at the London Graduates' College and Polyclinic, and was appointed as surgeon to the royal Ear Hospital. He subsequently became professor of laryngology at King's, but his career was briefly interrupted by pulmonary and laryngeal tuberculosis. He became throat physician to King Edward VII. [*See also:* N Weir. Thomson, Sir St Clair (1859–1943). In: HCG Matthew and B Harrison (eds) *Oxford Dictionary of National Biography.* Oxford: Oxford University Press 2004: 54: 553–4.]

[4] (Sir) John Young Walker MacAlister, (1856–1925). *See* Prologue for details.

[5] H Cushing. *The Life of Sir William Osier.* London: Oxford University Press 1940: 1286–7, 1289–90.

[6] Minute Book 1: 2.

[7] Anonymous. Medical visitors in Great Britain. *Br Med J* 1918: ii: 91.

[8] J MacKenzie, W Arbuthnot Lane, HA Bruce. English and American doctors: a message of good will. *The Times*. London 1918: 15 July: 7; Anonymous. British doctors' visit to America: a scientific entente. *The Times*. London 1918: 19 July: 6; Anonymous. A medical entente with America. *The Times*. London 1918; 23 July: 7.

[9] Op. cit. *See* Note 6 above. 8–10, 28–30, 163.

[10] The Royal Society of Medicine (RSM), originally housed at 20 Hanover Square, was founded in 1907. It had its origins in the Medical Society of London (founded in 1773) from which several members seceded tofound the Royal Medical and Chirurgical Society of London in 1805; the Royal Charter had been granted in 1834. MacAlister (a librarian) *(see above)* brought together 18 medical societies to form the RSM, which moved to its present house, 1 Wimpole Street (on the comer of Henrietta Street) in 1912. [*See also*: M Davidson. *The Royal Society of Medicine: the realization of an ideal (1805–1955).* London: The Royal Society of Medicine Press 1955:

201; P Hunting. *The History of The Royal Society of Medicine.* London: The Royal Society of Medicine Press 2002: 505.]

[11] Sir Humphry Davy Rolleston, Bt, GCVO, FRCP, FRS (1862–1944) was educated at St John's College, Cambridge, and St Bartholomew's Hospital, qualifying in 1888. He was appointed to the staffs of the Metropolitan and St George's hospitals, and the Victoria Hospital for Children. He also had consulting appointments at the King Edward VII Sanatorium and the Royal National Hospital, Ventnor.[1] He served in the South African war. He was President of the Royal Society of Medicine from 1918 until 1920, and of the Royal College of Physicians from 1922 until 1926. Rolleston occupied the Regius professorship at Cambridge from 1925 until 1932. He was Physician-in-Ordinary to King George V (from 1923–32) and Physican-Extraordinary from 1932–36. [*See also:* MW Weatherall. Rolleston, Sir Humphry Davy, first baronet (1862–1944). In: HCG Matthew and B Harrison (eds) *Oxford Dictionary of National Biography.* Oxford: Oxford University Press 2004: 47:

---

[1] EF Laidlaw. *The story of the Royal National Hospital Ventnor.* Newport: Isle of Wight 1990:140.

623–5; Anonymous. *Munk's Roll* 4: 373–5.]

[12] St Clair Thomson, JYW MacAlister to President, The Royal Society of Medicine 1918: Minute Book 1 (8 October): 1.

[13] Op. cit. *See* Note 6 above: 12–26; David Lloyd George, 1st Earl Lloyd-George of Dwyfor (1863–1945) was Prime Minister and First Lord of the Treasury from 1916 until 1922. [*See also:* KO Morgan. George, David Lloyd, first Earl Lloyd-George of Dwyfor (1863–1945). In: HCG Matthew and B Harrison (eds) *Oxford Dictionary of National Biography.* Oxford: Oxford University Press 2004: 21: 890–912.]

053

[14] The Rt Hon. Sir Christopher Addison, KG, FRCS (later 1st Viscount Addison of Stallingborough) (1869–1951) received his medical education at St Bartholomew's Hospital, and became a lecturer on anatomy at the hospital. From 1895 until 1901, Addison was professor of anatomy at University College, Sheffield. From 1910–22, he was Liberal MP for the Hoxton Division of Shoreditch, and from 1919–31 and 1934–35, Labour MP for the Swindon Division of Wiltshire. He held various parliamentary posts, and was the first Minister of Health from 1918–21. [*See also:* KO

Morgan. Addison, Christopher, first Viscount Addison (1869–1951). In: HCG Matthew and B Harrison (eds) *Oxford Dictionary of National Biography.* Oxford: Oxford University Press 2004: 1: 315–19; Anonymous. *Plan's Lives* 1930–51: 6–8.]

[15] GA Riddell. *Dame Louisa Aldrich-Blake.* London: Hodder and Stoughton 1926: 91.

[16] GC Cook. Sir David Bruce's elucidation of the aetiology of *nagana* – exactly one hundred years ago. *Trans R Soc Trop Med Hyg* 1994: 88: 257–8.

[17] GC Cook. Aldo Castellani FRCP (1877–1971) and the founding of the Ross Institute & Hospital for Tropical Diseases at Putney. *J Med Biog* 2000: 8: 198–205.

[18] GC Cook. Ronald Ross (1857–1932): 100 years since the demonstration of mosquito transmission of *Plasmodium* spp. – on 20 August 1897. *Trans R Soc Trop Med Hyg* 1997: 91: 487–8.

[19] M Dunnill. *The Plato ofPraed Street: the life and times of Almroth Wright.* London: The Royal Society of Medicine Press 2000: 269.

[20] Op. cit. *See* Note 6 above: 12–26.

The Emergency Postgraduate Courses (EPGC) Committee, and the Inter-Allied Fellowship of Medicine

第 4 章　应急研究生课程委员会与国际联合医学学生会

应急研究生课程（Emergency Postgraduate Courses，EPGC）委员会于 1918 年 12 月 24 日（即平安夜）下午 5 点在皇家科学院举行了第一次会议，Humphry Rolleston 爵士担任主席（见第 3 章）。除了 MacAlister、Lane、Colonel Charles Fagge 和 HS Pendlebury 以外，另外两个出席的人是 HJ Paterson 和 L Bromley。MacAlister 强调，有必要为正在迅速复员的美国和自治领医疗官员提供短期的研究生课程，他们被准许休假 3 个月，目的明显是要在返回家园之前参加这类课程。他在会议上说，"一些人已经返回巴黎，那里已经组织了研究生课程"。会议决定"……立即采取措施与医学院院长沟通……安排合办课程，这样，军官只需支付一笔费用 [可能是 3 个月的完整课程费用为 10 几尼（译者注：英国旧时金币名），

1个月和2个月的课程费用相对较低]，就可以在不同的医院学习课程"。主席询问，这一倡议是否会与 William Osler 爵士（他偶然地会签了本次会议的记录）提出的在伦敦进行永久性研究生医学教育的计划相冲突[1]。

在1919年1月18日周六下午5点举行的会议上，伦敦医院医学院院长（William Wright 教授）当选为委员会成员，并且 Bromley（在上次会议上与 Paterson 一起当选为 EPGC 委员会荣誉秘书）公开了给伦敦医学院院长信件的回复。大家普遍同意，在这一临时期间（即在这一时期内，在更多的老师从战争中回到他们各自的学校之前），应该实施设想的计划。这些会议记录和以后的会议记录均由 Rolleston 签字[2]。1919年1月14日,《泰晤士报》宣布 Osler 被任命为国际联合医学协会的主席；此前，他曾因工作过度（包括修改课本）而拒绝担任。没有人（作者继续说）能够像 William Osler 一样能把英国和美国的医学联系在一起。作者接着说，除了组织课程外，该协会还发布了一份公报——主要面向美国医务人员[3]。

在接待方面，医学生学生会的首次尝试是在从法国到美国的途中经过伦敦时招待了哈佛代表团。1919年1月15日，整个代表团应邀参加由 Osler 主持的在 Connaught Rooms 的宴会，当时英国医学界的主要代表对 Lieut. Col. Hugh Cabot 及其同事表示了热烈地欢迎 [4]。

　　1 月 31 日，国王学院（King's College）、皇家自由医院（Royal Free Hospital，RFH）和皇后广场国立医院（National Hospital，Queen Square）正处于安排专业课程的进程中；圣玛丽学院正在向委员会提交提案，而查令十字军医院和伦敦大学学院医院尚未答复。Sonntag 博士提出要做一系列关于 Balneolog❶ 的讲座，这一提议被一致接受。在当天举行的会议上，Philip Franklin 先生被任命为 EPGC 的联合秘书，代替因盖伊医院（Guy's Hospital）的工作压力而辞职的 Bromley。此外，《柳叶刀》和《英国医学杂志》的编辑 Squire Sprigge 博士（后来为爵士）和 Dawson Williams 博士（后来为爵士）分别被选为 EPGC 委员会成员 [5]。

　　然而，EPGC 的寿命很短（见下文），因为在 1 月 31 日下午 6 点举行的医学生学生会执行委员会会议上，决定解散 EPGC，其成员被增选为 FM 的执行委员会（委员）。那时，已有 179 名美国学生通过了这门课程。由于 William Osler 爵士缺席（那时他已经生病了），Rolleston 被一致推选为会议主席。Franklin 被任命为荣誉秘书，代

057

---

❶　浴盆疗法或浴盆学，涉及用沐浴来治疗伤害和疾病的方法（希腊语：Balaneoin，沐浴室）。

替已经辞职的 St Clair Thomson 爵士和 Harmer[6]。

医学协会执行委员会

1919 年 3 月 3 日，Rolleston 再次担任主席，一并宣读了执行委员会的最后一次会议纪要及 EPGC（现已合并）的纪要。在一封来自 RFH 院长的信中，有这样一个要求："那些曾经或仍然在 QMAAC、RAMC、皇家海军预备役部队（WRNS）和皇家空军服役（RAF）的女性应有资格使用 EPGC 委员会提供的设施。"秘书被要求致函给医学院院长和已加入该计划的其他医院的秘书，询问他们是否愿意根据该计划的条款接纳女性。也有人要求将牙科学校包含在内；原则上应该同意他们这样做，但（前提是）必须寻求牙科学院院长的合作。实际上，他们做出决定的速度非常缓慢。

Franklin 报告，"大约有 50 名美国大学的男性预计在 3 月的第 2 周抵达学校"。此外，还强调了在温波尔街 1 号举行的每日讲座项目[7]。根据 Cushing 的说法，1919 年 4 月 29 日，RSM 启动了研究生计划。Osler 在担任主持的同时又发表了讲话[8]。Dawson 和 George Newman 爵士（教育委员会）、John Goodwin 爵士（陆军）、MacLean 教授及 Birkett of McGill 将军都积极支持了这个项目。

William Osler 爵士于 1919 年 5 月 8 日主持了接下来一次的会议。Mac Alister 报告，"由于申请该课程的人数迅速增加，我们发现有必要每周发布一份信息公告（现在已经是第 5 周了，每周的费用大约为 11 英镑）"。这些公告由 Hugh Stokes 先生编制，他被聘用为每周（工资）为 5 英镑的工作人员。关于 EPG 课程的持续时间，主席 Osler 表示，"希望 EPG 计划应继续下去，直到他感兴趣且开创的永久性计划启动"。会议决定，两个计划（即临时计划和永久计划）应该建立联盟。许多美国学生要求获得"他们上过急诊课程"的证书，这在原则上得到了批准。

由于 EPG 课程的组织时间太长，所以协会的推广工作排在了第二位；最低报名费为每 6 天 10 美元或每天 2.50 美元，并邀请了男女医务工作者参加。

美国医学协会不久后要在亚特兰大召开一次会议，Rolleston 提议由 St Clair Thomson 爵士代表协会参加，并任命他为接待委员会（Reception Committee）主席。这次访问的成果已在 1919 年 11 月 24 日举行的一次会议中进行报告。同时，英裔美国人委员会、英裔法国人委员会、英裔意大利人委员会和英裔捷克斯洛伐克人委员会成立[9]。

在那时，该协会受到了医学界和普通媒体的热烈支持，尤其是《泰晤士报》。当时报名参加课程的研究生人数已近 300 名。

潜在的协会合并

Osler 是这两个组织的主席——早期的（永久性）研究生委员会 ❶，然后是 FM，是他建议它们合并的 [10]。1919 年 7 月 16 日，在 RSM 召开的 PMA 执行委员会特别会议上，进一步讨论了研究生委员会（其代表都在场）和医学生学生会可能合并的问题。

由于 Osler 的缺席，Lane 担任主席。PMA 的代理秘书 William Wright 解释说，执行委员会认为在新年（即1920 年）之前永久性计划不可能启动。原因有二：一是医学院和医院无法安排研究生课程；二是资金不足。EPG 计划将于 1919 年 9 月底终止，因此 William Hale-White 爵士提出，"PMA 是否可以……接管 EPG 计划，并按照类似的路线进行，直到他们自己的计划就绪为止"。会议决定：①……为使他们的工作与医学生学生会的研究生活动相结合，PMA 的成员将被邀请成为 FM 的成员，并须缴付每年 10 先令 6 便士的会费；②……如果接受该

---

❶ 研究生委员会成立于 1917 年，显然已发展成为"医学研究生会"。Osler 主持了这个常设组织及 EPCG（引自 Minute Book 1：163）。

邀请，将由 PMA 执行委员会成员和从事研究生工作的 FM 执行委员会成员组成一个研究生委员会，以便继续推进已开始的工作，并最终实现永久性计划；③……为方便事务（管理），不愿支付年度会费的 PMA 执行委员会成员可被公认为医学生学生会的荣誉成员[11]。

在第 1 年里［事实上，急诊课程（emergency course）从 1919 年 1 月到 11 月举行］，在 RSM 举办了近 200 场讲座（涵盖了内科和外科的各个方面）。《简报》（*Bulletin*）（由 Hugh Stokes 先生编辑）自 1919 年 4 月发行以来，对每天的医院预约和讲座信息进行通报。第一期周刊刊登了当周的 55 个（诊疗）预约；从 1920 年 2 月 15 日开始的那一周，提供了有关伦敦地区 888 家诊所、展演和讲座的信息[12]。

合并的序幕

因此，现在很清楚的是，组织合并的主要动力来自医学生学生会，而不是 PMA。Osler 主持的这两个机构，也是他建议合并的。以 EPG 开始的伦敦（地区）课程就这样不间断地持续开展[13]。

061

参考文献与注释

[1] This comment by Rolleston probably refers to the Postgraduate Medical Association (PMA) *(see* Chapter 2). Minute Book 1: 28–30. [*See also*: A Robinson. Our duty to Colonial visitors. *Postgrad Med J* 1927: 2: 81–3.]

[2] Op. cit. *See* Note 1 above (minutes): 31–4, 36–40.

[3] Anonymous. *Medical fellowship: entente between allied doctors: Sir William Osier's work. The Times.* London 1919: 14 January: 5; H Cushing. *The Life of Sir William Osier.* London: Oxford University Press 1940: 1314–16.

[4] Ibid. (Cushing); Op. cit. *See* Note 1 above (minutes): 163.

[5] Ibid. 36–40.

[6] Ibid. 42–6, 163.

[7] Ibid. 48–52.

[8] Op. cit. *See* Note 3 above (Cushing): 1327–8.

[9] Op. cit. *See* Note 1 above (minutes): 54–64, 98.

[10] Ibid. 164.

[11] Ibid. 68–72.

[12] Ibid. 164.

[13] Ibid. 163.

Amalgamation of the Fellowship of Medicine (FM) with the Post-Graduate Medical Association (PMA), and the death of Sir William Osier

第5章　医学生学生会与医学研究生会的合并及威廉·奥斯勒爵士逝世

　　1919年10月9日晚9点，医学生学生会执行委员会在RSM的会议记录如下：John MacAlister 爵士（他于1919年被封为爵士）提交了以下决议，这些决议是Hurst 博士（后来为 Arthur 爵士）（PMA 的荣誉秘书）交给他的。PMA 执行委员会建议合并这两个组织，并将其命名为"FM & PMA"。图 5–1[1] 总结了这些稍作修改后的决议。

合并组织的首次会议

　　第一次委员会会议于1919年10月24日举行，与合并前一样，由 Rolleston 主持，有31人出席［包括 William Broadbent 爵士、AE 先生（后来为勋爵）Webb-Johnson 和

HS Wellcome 先生][2]。在提出修正案后，这六项决议得到通过，外交部执行委员会对第 2 号决议的修改（后来在 1920 年 2 月 19 日的大会上得到批准）如下所示。

医学生学生会和医学研究生会总理事会由医学研究生会委员会与医学生学生会委员会合并组成。

会议做出以下决定。

1. ……医学生学生会和医学研究生会的工作将继续按照 FM 的 EPG 课程进行，并授权荣誉秘书为永久性课程准备详细的时间表。

2. ……任命一个执行委员会，由两个机构的前执行委员会组成且人数相等。

3. 执行委员会应由 30 名成员（名单随信附上）组成，简称"主席团"。

4. 在执行委员会就任何可能合适的新部署提出报告之前，FM 的官员须暂时留任以避免目前正在进行的工作受到干扰。

据公布，在 1919 年 10 月 1 日，经审计的 FM 的 EPG 课程收支账目显示，余额大约为 2511 英镑[3]。

联合执行委员会于 1919 年 11 月 24 日举行了下列会议。一个由 8 人组成的分委会负责起草"章程和细则"，"一般处理行政和工作人员问题，并报告日后的工作计划……"。这个分委会在 12 月初报告时提交了一份 4 页

Amalgamation of the Fellowship of Medicine with the
Post Graduate Medical Association.

Amended Resolutions.

1.　The united body shall be called "The Fellowship of Medicine
　　and Post-Graduate Medical Association".

2.　The Council of the Fellowship of Medicine and Post-Graduate
　　Medical Association shall be made up in equal numbers
　　from the General Committee of the Fellowship of Medicine
　　and the Council of the Post-Graduate Medical Association.

3.　An Executive Committee shall be appointed by this combined
　　Council.　The first Executive Committee shall consist
　　of equal numbers chosen from the Executive Committee of
　　the Fellowship of Medicine and from the Executive Committee
　　of the Post-Graduate Medical Association.　The existing
　　interests on the Executive Committee of the Medical Post-
　　Graduate Association shall be retained.

4.　At present it is advisable that the new body shall use the
　　existing office and paid staff of the Fellowship of
　　Medicine, subject to the consent of the Royal Society
　　of Medicine.

5.　The available funds of the Fellowship of Medicine shall be
　　combined with those of the Post-Graduate Medical
　　Association (£500) for the use of the new body.

6.　An official application will be made as soon as possible
　　for a grant from the Treasury Committee on University
　　grants.

图 5-1　FM 和 PMA 合并后的修订决议

的总结。经修订后的章程和细则最终于 12 月 12 日由合并后的执行委员会会议通过。

章程和细则

1. 医学生学生会和医学研究生会成立的目的如下所示。

- 为世界各地的医学界提供一个以促进在专业兴趣和专题上进行交流和互相款待的组织。

- 在大不列颠提供研究生教育设施，向所有在本国有执业资格的人开放，并协助其他国家的成员获得类似的便利设施。

2. 协会的会员资格不仅对专业人士开放，而且对其他经正式批准的、支持并能协助实现协会目标的人开放。

截至1920年底，经总务执行委员会批准的会员申请，须缴付规定的费用，并进行正式登记。

在1921年1月1日之后，成员候选人应由至少2名学生会现有成员提出和支持，并经总执行委员会批准后登记。最低年费为10先令6便士，须在每年1月1日缴付。1921年1月1日以后，新成员须支付半几尼的入会费，但如果执行委员会认为必要，有权免除这项费用。

3. 所有会员在登记前必须签署一份合同，同意遵守协会的法律，不仅是当时存在的法律，还包括以后正式通过的法律。

4. 协会应由一个由成员组成的总理事会管理：①由总理事会邀请的机构提名；②在年度会议上以选票方式选出。

5. 根据总理事会的指示，协会的官员应受一个总执行委员会管理，该委员会由 31 名成员组成，由总理事会在年会后举行的首次会议上选举产生。

6. 委员会委员也就是主席、荣誉财务主管和荣誉秘书应在年会后的首次会议上由总理事会进行任命，这些委员和总执行委员会主席应为总理事会、总执行委员会及其他分委员会的前任成员。

7. 根据总执行委员会的规定，协会的事务应由带薪秘书处处理，并提供总执行委员会批准的带薪协助。

8. 总执行委员会应在年度大会后的首次会议及日后的年度会议上，委任下列分委会（成员）。

- 财务委员会（由财务主管或高级财务主管担任主席）。
- 常务委员会。
- 研究生教育委员会
- 社会委员会。

9. 除财务委员会外，各委员会应选举其主席，各委员会的工作应经执行委员会修订并批准，但在紧急情况下，任何委员会均可在总执行委员会主席的批准下采取行动。

10. 总理事会有权将其认为不适宜留任的人士从

成员名册中移除，但在该情况下不得给出任何除名理由，对此类问题的所有决定均应以投票方式做出。

11. 委员会的账目应由特许会计师审计，并提交年度委员大会批准。

12. 在年度会员年会或特别会员年会上，新细则的出台或现有细则的变更须以多于全体会员 3/4 的票数通过，因此需要至少提前 1 个月在公告中提出需投票通过或变更的细则。

13. 第一次全员年会应在 1920 年初举行，但此后年度全员年会应在 7 月举行。所有新任命的委员和委员会应于每年 9 月 1 日开始履行职责。执行委员会为填补临时空缺而任命的官员应在下一次的会员年会上进行改选。

大都会医学院院长会议的报告也得到了宣读和通过，该报告的结论是，可用资金应该平均分配给 1919 年参加 EPG 课程的本科医学院，其余的资金分配给参加的其他 20 家医院……（有关资金分配的详情，请参阅 Executive Committee minutes of the amalgamated societies-Book 1: 106–8）。

John MacAlister 爵士提交了一份提案……关于英

国放射学和物理治疗协会与剑桥大学合作……举办一系列的讲座［由合并后的学会主办（有关详情，请参阅 Executive Committee minutes of the amalgamated societies-Book 1：116）］。Hust 还宣读了一封来自巴斯 Gordon 博士的信，信中他建议在巴斯开展研究生工作；这已提交给被总理事会任命来报告未来计划的分委会[4]。

在 1919 年 12 月 23 日举行的分委会会议上，今后的工作计划讨论如下。

研究生分为三类。

- **全科医生**，应提供"研究生全科课程"。
- **对一门或多门专业学科感兴趣的学生**，应为其提供"研究生专业课程"。
- **准备专业考试者**。

1. 全科医生研究生全科课程

从全科医生的角度来看，医学课程中一系列涉及各种临床科目的此类课程中持续 2 周或更长时间的课程应由单个机构或多个机构安排。这些机构将分为两类：一类是现有的研究生院校，它们在 1 年的大部分时间中提供研究生指导；另一类是本科生院校，它们愿意经常提供短期课程。

069

为便于协调，教育小组委员会应尽快召开会议，邀请有意于 1920 年 10 月 1 日前举办该类课程的院校代表出席。

2. 研究生高级和专业课程

一系列连续的高级课程，每个系列课程（将）围绕专家或前沿的观点的一门临床学科开展，该课程应由教育小组委员会安排，委员会每年由关注每门学科的伦敦教师独立会议选举产生，其中应包括皇家医学会相应部门的理事会。

3. 研究生专业考试准备

同过去一样，个别学校应安排（有关）专业考试的课程。

下列各段内容将推迟到下次会议讨论。

我们建议，如由一所院校安排研究生课程，则有关课程的详情、费用的确定及收取，应由院校自行负责。如个别课程由两个或以上院校合办，合并后的费用将由本会收取。

如不同院校分别开办同一科目的课程，各院校的收费标准应相同，相关费用应与本会协商解决。

希望参与研究生工作的机构能够敦促所有研究生加入 FM & PMA。

经过讨论和修正后，这一计划提交于1920年1月5日执行委员会会议审议，并获得通过，但最后两段内容除外，它们将留待下次会议审议。

1 月 5 日的会议讨论并通过了"未来工作计划"的修订本（见上文）[5]。

研究生教学医院

在那次会议上，Dawson Williams 博士提出了一项重要决议，VE Sorapure 博士也进行了附议。

……本委员会认为，最重要的是，应将一所被广泛认可的、专门从事研究生教学医学院纳入计划，并为（实现）此目的成立一个由荣誉秘书组成的小组委员会，于 2 周后提出报告。

小组委员会随后由主席、荣誉秘书和Dawson Williams 博士组成，并征求了伦敦 12 所医学院的建议 [6]。

1920 年 1 月 9 日，小组委员会会议（在 Rolleston 缺席的情况下，由 Paterson 主持）审议了这个建议，Williams 起草了一份会议纪要（题为"伦敦医学院研究生院会议纪要"）。这份文件之前已分发给委员会成员。Paterson 提醒与会者注意主要负责资助大学的机构——大学教育资助委员会（University Grants Committee，UGC）

071

将于 1 月 14 日举行会议。因此，Paterson 决定写信给该组织的主席 William McCormick 爵士（法学博士），并附上 Williams 会议纪要的副本（Minute Book 1：133-5）。信中写道："……应该有这样一家综合医院，位于中心位置、规模合理、专门为研究生设立。"信中继续说："只有这样，伦敦的研究生教学才能以一种与国家第一城市相称的方式发展。"这封信的副本也被寄给了 Wilmot Herringham KCMG 爵士和 George Newman 爵士，"请求获得他们的同情与支持"。在那次会议上，John MacAlister 爵士建议圣乔治医院（St George's Hospital）成为"一个纯粹的研究生院"。因此，Williams 的会议纪要副本被送到了圣乔治医院的院长那里（见第 6 章）[7]。

在 1920 年 1 月 19 日的总务委员会会议上，主要议题是提议成立伦敦研究生医学院。Wilmot Herringham 爵士曾私下暗示，研究生教学属于教资会的职权范围，他们很乐意考虑详细的计划，并且提议大学现有的学院作为研究生教学的医院。Frederick Mott 爵士提议，他可以在 FM 的赞助下组织一个"神经学"课程；这将与英国放射与物理治疗协会安排的课程一致。此外，巴斯的 Gordon 博士（见上文）已经完成了他的浴疗课程。

1920 年 2 月 19 日下午 5 时，各合并学会的第一次全员大会召开，理事会的目标概述如下所示。

1. 协调全国范围内所有与医学有关的资源，以便能够随时用其进行示范教学和科学研究。

2. 开展科学娱乐计划包括组织参观诊所、实验室、博物馆和其他医疗机构的设施或课程，以及准备特别安排的教学场所、演示和科学参观。

3. 收集和分发与国内外医学院、会议和大会有关的信息，并将理事会作为一个中心，通过该中心有权安排临时担任专业主席或交换教授的职位。

4. 促进国内同行和海外同行之间的友好交往[8]。

伦敦所有的医学院（只有一所例外）及大多数综合医院和专科医院都加入了 EPG 课程，截至 1920 年 2 月 18 日，已经招收了以下数量的研究生。

- 英国，221 人。
- 印度，30 人。
- 澳大利亚，144 人。
- 加拿大，45 人。
- 新西兰，14 人。
- 南非，6 人。
- 埃及，3 人。
- 中国香港，3 人。
- 美国，179 人。
- 法国，2 人。

- 意大利，2 人。

- 日本，2 人。

- 罗马尼亚，1 人。

- 丹麦，4 人。

- 荷兰，1 人。

- 西班牙，1 人。

- 瑞士，4 人。

- 南美洲，1 人。

总计：663 人[9]。

1925 年后期,《研究生医学杂志》清楚地总结了 FM 的目标；作者声称，"这是为了让伦敦……成为所有用英语交流的研究生的圣地"。他们希望，"所有到访这个国家的研究生都可以被系统地送交 FM，从而帮助他们规划学习课程，并满足他们的需求"[10]。

Osler 逝世

自 1919 年 7 月以来，Osler 一直患有肺炎（他是个烟瘾很大的人）；他于 1919 年 12 月 29 日晚上 9 点 30 分去世。1920 年 1 月 1 日，他的葬礼在牛津基督教堂举行。1920 年 1 月 5 日周一举行的总执行委员会会议显然是一次悲伤的会议。主席 Humphry Rolleston 爵士提议如下所示。

　　本次会议谨代表主席、理事会和医学生学生会和医学研究生会成员，对主席 William Osler 爵士的逝世表示深切哀悼。现在已合并成该协会的两个机构从成立初期便得到了他的指导和支持，并且具有不可估量的优势。他们认为，如果没有 Osler 这样的指导和支持就不可能取得成功，他们请主席 Humphry Rolleston 爵士给 Osler 夫人写信，向她和 William Osler 爵士的其他家人表达了他们的悲痛之情，以及深切的同情 [11]。

参考文献与注释

[1] Minute Book 1: 74–80.

[2] RR James. *Henry Wellcome*. London: Hodder & Stoughton 1994: 422; RR James. Wellcome, Sir Henry Solomon (1853–1936). In: HCG Matthew and B Harrison (eds). *Oxford Dictionary of National Biography*. Oxford: Oxford University Press 2004: 57: 999–1001.

[3] Ibid. 82–90; H Cushing. *The Life of Sir William Osier*. Oxford: Oxford University Press 1940: 1314–16.

[4] Op. cit. *See* Note 1 above: 92–8, 100–4, 110–2.

[5] Ibid. 118–20.

[6] Op. cit. *See* Note 1 above: 122–31.

[7] Ibid. 132–8.

[8] Ibid. 140–54; 156–64.

[9] Ibid. 163.

[10] Anonymous. London and the overseas post-graduate. *Postgrad Med J* 1925: 1: 37.

[11] Op. cit. *See* Note 1 above: 122–4; op. cit. *See* Note 3 above (Cushing): 1347, 1370–2.

The quest for a postgraduate medical school in central London, and increased links with the Dominions and northern America

第6章 在伦敦中心寻求建立 医学研究生院，以增加与 自治领和北美的联系

显然，委员会（尤其是 MacAlister 本人）认为伦敦中心的研究生医院和医学研究生院对于实施这一艰巨的计划至关重要，因此考虑了几家医院。

圣乔治医院

1920 年 2 月 12 日，眼科医生 Robert R James（圣乔治学院院长）和 CHS Frankau（均代表伦敦圣乔治医院）与荣誉秘书（MacAlister 和 Paterson）、P Franklin 及 Dawson Williams 博士举行了会议。他们编写了一份将提交下次执行会议的报告。内容包括（来自 FM）：①大学教育资助委员会暗示，他们将资助伦敦大学建立一所被

广泛认可的医学研究生院；②必须立即制订详细的方案；③迫切需要制订一项研究生教学计划，不仅针对那些来自海外的学生，也包括英国的全科医生；④为了实施这一计划，应在伦敦市中心设立一所研究生医院和医学研究生院（提供"教学总部和……总局"）。

James 先生作为圣乔治医院代表发言。他认为该计划进展得不够迅速，以至于无法得出一个明确但非正式的结论：①圣乔治学院可能会暂时同意开设一门普通的研究生复习课程；②……州长们将反对除州政府工作人员以外的任何人在医院诊治患者；③医学院委员会"很可能"不会反对校外人员，如果他们带着自己的病例在学校进行演示，但绝对不允许把任何外部的临床材料带进门诊部；④除单位开支外，研究生会必须保证每年向学校支付 2000 英镑。Frankau 认为，非专业管理者不会同意外部人员与医院事务有任何联系。

然而，后来召开的一次执行会议对此次会议进行了说明，但得出的结论是，圣乔治医院的冒险项目可能没有什么前途[1]。尽管如此，圣乔治医院院长仍继续同 MacAlister 就医院改为研究生院的问题进行洽谈，条件是所有都只能是暂时的安排。需要解决的两个重要问题（在 1920 年 3 月 30 日 MacAlister 给 James 的信中有所阐述），一是关于财政的，二是关于圣乔治医学院（St George's

Hospital Medical School）外的授课者、教师和现有员工职位的。MacAlister 规定了三类研究生需求：①全科医生进修的课程；②为准备取得更高学位或文凭者而开设的课程；③研究生专业（高级）课程，专为对一门或多门专业学科感兴趣的学生而设。随后的研究生教育委员会会议决定，要求圣乔治医院任命代表会见 FM & PMA 研究生教育委员会的成员。与此同时，MacAlister 收到了 James 的一封信（图 6-1）。

在那次会议上，批准了一份针对研究生教学兴趣的调查"问卷"。对于 FM 在海外和美国的宣传问题，有人建议，"要求各种协会和学会……将会议纪要发送给美国医学会，以及美国及自治领医学期刊在美国成立的小型委员会，以促进医学会的整体发展，并向有意访问伦敦的人提供有关信息"[2]。

因此，总的来说，圣乔治医院计划的可行性似乎不大。

大北方中央医院（Great Northern Central Hospital, GNCH）

1921 年 1 月 27 日财政委员会召开会议，首要任务是将 1 个月、2 个月、3 个月、6 个月或 12 个月参加课程的费用改为 6 几尼、10 几尼、13 几尼、18 几尼和 20 几尼。

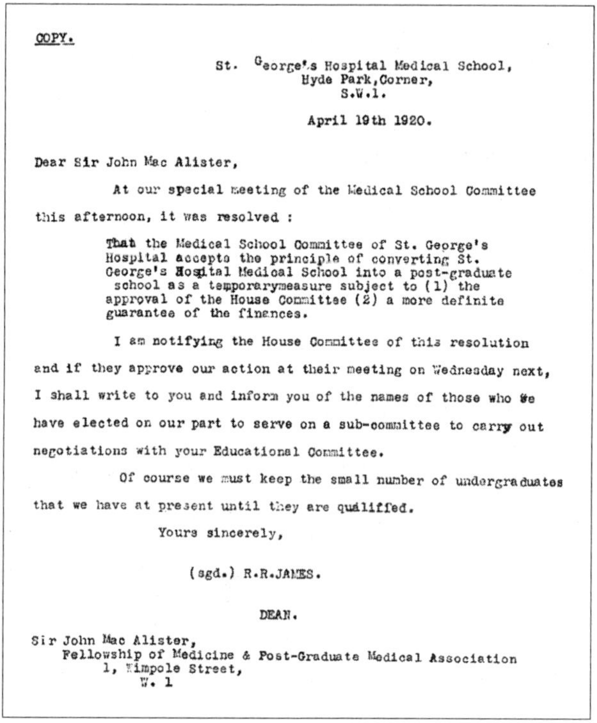

COPY.

St. George's Hospital Medical School,
Hyde Park, Corner,
S.W.1.

April 19th 1920.

Dear Sir John Mac Alister,

At our special meeting of the Medical School Committee this afternoon, it was resolved :

That the Medical School Committee of St. George's Hospital accepts the principle of converting St. George's Hospital Medical School into a post-graduate school as a temporarymeasure subject to (1) the approval of the House Committee (2) a more definite guarantee of the finances.

I am notifying the House Committee of this resolution and if they approve our action at their meeting on Wednesday next, I shall write to you and inform you of the names of those who we have elected on our part to serve on a sub-committee to carry out negotiations with your Educational Committee.

Of course we must keep the small number of undergraduates that we have at present until they are qualified.

Yours sincerely,

(sgd.) R.R.JAMES.

DEAN.

Sir John Mac Alister,
Fellowship of Medicine & Post-Graduate Medical Association
1, Wimpole Street,
W. 1

图 6–1　1920 年 4 月 19 日 RR James（St George's 医学院院长）给 John MacAlister 爵士的信

但更重要的任务在 MacAlister 的一份报告中提到，大意是：大北方中央医院（未来的北方皇家医院）已与 FM 接洽，希望将其作为研究生医院和医学研究生院[3]……因此 2 月 11 日举行了一次非正式会议，与会人员包括 GNCH 的官员和代表，以及 FM 的官员。会议同意进行详细评估并提供所需经费，同时应再举行进一步的非正式会议。会议对于 FM 任命"院外讲师"似乎没有异议，尽管他们"无法控制医院的床位"。因此，4 月 11 日 GNCH 的代表举行了非正式会议，代表们明确表示：①该医院准备成为专门的研究生医院；②他们准备与 FM & PMA 合作，并制订一项研究生联合培养计划，再提交给卫生部研究生委员会[4]。

　　4 月 15 日召开了联合委员会会议（由 Rolleston 主持）；GNCH 计划的修订版随后发送给了 FM & PMA 的执行委员会，以及 GNCH 的医疗委员会和管理委员会，然后转发给了卫生部的研究生委员会。根据这些磋商，委员会阅读并讨论了一份关于伦敦研究生医院的会议纪要（图 6-2）[5]。4 月 22 日执行委员会讨论了 GNCH 建立设立研究生医院的会议纪要，但会议决定："对会议纪要的审议是临时性的，同时任命了一个小组进行处理和报告有关事宜，并提名以下人员担任委员会委员：LB Aldrich-Blake 女士、G Blacker 博士、John Broadbent 爵士、AE Webb-Johnson 先生及 Dawson Williams 爵士[6]。"

　　4 月 29 日该小组委员会正式提交报告，已将提案副本及 MacAlister 和 Paterson（讨论期间缺席）的评论分发。前者对该提议给予高度批评，他提出了医学研究生院的指导方针，以及建议为了取得成功，有必要招聘世界知名的专家以吸引学生（图 6-3）。

MEMORANDUM FOR A POST-GRADUATE HOSPITAL FOR LONDON

There are already two Post-Graduate Colleges in London - The North West London Post-Graduate College (Prince of Wales' General Hospital, Tottenham) and the West London Post-Graduate College, Hammersmith. They have done admirable work for years, but have not succeeded in supplying for London a grade of teaching, which is expected by foreigners and others who come to London to find the best, and unless a radical change in method is adopted by the Great Northern Central Hospital, it will only make a third of the same class for it cannot even claim the advantage of being a central school. There is only one thing that can differentiate it from the two existing post-graduate colleges and that is the possession of a teaching staff which includes men of world-wide reputation, whose mere names will attract students from all parts of the Empire and even from foreign countries. Unless the existing staff recognises this and is willing to accept, perhaps not better, but better known colleagues, on terms practically of equality, there is no probability that they will succeed any better than their two predecessors have done.

I can quite understand the hesitation of the existing members of the Staff to sacrifice their present rights and privileges, but if they are willing for a time, and it would probably be only for a short time, frankly to accept the proposal that men whose names are better known, should have all the necessary facilities for treatment, operations, and teaching, they would in a few months find their own positions, not diminished, but agrandised, as the fame of the new school and its consequent success would be shared by them and as in course of time their better known older colleagues retired, they would take their place. If we could succeed in inducing a carefully selected list of senior physicians, surgeons and specialists, to be added to the Staff of the new post-graduate college, its success would be instantaneous.

It would be invidious at this point to name names, and I will only say that the men I have in mind are such as have retired or are about to retire from existing schools and it would be hopeless to invite such men to join the Staff if they were to be told that they could take no share in treatment or operations. This in my view is the first point to settle and if this is once agreed, other details are of little importance.

Submitted by Sir John Y.W. MacAlister, April 15, 1921.

图 6-2　John MacAlister 爵士关于讨论设立合适的伦敦研究生医院的会议纪要

　　会议还宣读了 Dawson Williams 爵士的来信。小组委员会的结论是，该计划完全不妥当，但他们同意将计划送交执行委员会审议 [7]。

　　5 月 9 日的执行委员会会议宣读了 Dawson Williams 爵士和 Aldrich-Blake 女士（未出席）的信函，进一步审

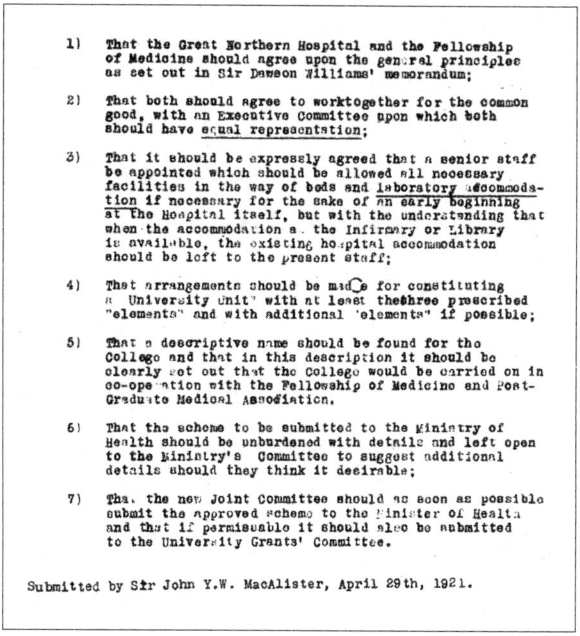

1) That the Great Northern Hospital and the Fellowship of Medicine should agree upon the general principles as set out in Sir Dawson Williams' memorandum;

2) That both should agree to worktogether for the common good, with an Executive Committee upon which both should have equal representation;

3) That it should be expressly agreed that a senior staff be appointed which should be allowed all necessary facilities in the way of beds and laboratory accommodation if necessary for the sake of an early beginning at the Hospital itself, but with the understanding that when the accommodation a. the Infirmary or Library is available, the existing hospital accommodation should be left to the present staff;

4) That arrangements should be made for constituting a University Unit" with at least thethree prescribed "elements" and with additional "elements" if possible;

5) That a descriptive name should be found for the College and that in this description it should be clearly set out that the College would be carried on in co-operation with the Fellowship of Medicine and Post-Graduate Medical Association.

6) That the scheme to be submitted to the Ministry of Health should be unburdened with details and left open to the Ministry's Committee to suggest additional details should they think it desirable;

7) That the new Joint Committee should as soon as possible submit the approved scheme to the Minister of Health and that if permissable it should also be submitted to the University Grants' Committee.

Submitted by Sir John Y.W. MacAlister, April 29th, 1921.

图 6–3　John MacAlister 爵士关于新研究生院和医院的指导方针，时间为 1921 年 4 月 29 日

议了 GNCH 计划。会议一致认为，大北方中央医院原则上适合原定的目的，但他们建议需要做出大量修改。进一步提出，“一旦达成一些共识，应向卫生部长提交明确的办学计划，请求提供财政支持，并尽快向 UGC 提出申请，以使新学院满足委员会对于该组织的需求”[8]。

在 6 月 22 日的另一次执行委员会会议上，会议记录显示，已收到 GNCH 的答复（随信附上）。鉴于刚刚

印发的卫生部研究生委员会的报告，在得知卫生部将就此问题采取何种行动之前，不可能继续谈判，并商定将此事通知医院。会议也一致认为，秘书应该见到 Alfred Mond 爵士并告知他为确保大学学院成为研究生院所做的努力，以及他们目前与 GNH 的磋商向他征求意见[9]。

然而，工作进展缓慢，因为在 7 月 25 日的执行委员会会议上，HJ Paterson 报告称，"他见过卫生部长，得知他尚未详细研究卫生部研究生委员会的报告；除此之外，他批准了该报告，未发表任何意见"。此外，Makins（该协会的首任和第二任主席）报告称，"有证据表明，大学将削减拨款；目前看来，大学不可能采取任何措施"。会议最后决定，鉴于事态发展，"继续在 GNCH 建立研究生院的谈判似乎希望渺茫……"[10] 如此结束了一项在当时看来很有希望的事业。

国际委员会

1920 年 2 月 12 日，内科和外科专业的代表会见了美国的 FF Simpson 讨论成立国际委员会的问题。除了本书中已经提到的许多知名人士之外，还有 E Farquhar Buzzard 博士、Archibald Garrow 爵士、Henry Head 博士、D'Arcy Power 爵士，以及 W Aldren Turner 博士。

Simpson 来到英国，邀请专家合作，以建立一种新的、更有组织的方法，在内科和外科的各个领域组建国际委员会。他已经获得了法国、比利时（及后来的意大利）和美国医学界的支持。

经过大量讨论，会议总体感觉该计划有两个困难：①许多医学专业没有国际组织；②这段时间（直到 1920 年 7 月在巴黎召开的会议，Simpson 设想的会议不仅包括英国，还包括比利时、法国、意大利和美国）过短以至于无法获取各专业和社会的见解。这次会议最终决定：要求 RSM 各部门理事会和其他有关机构决定它们是否支持成立医学国际组织，并要求它们向一个与此类似的会议进行报告[11]。

因此，1920 年 3 月 12 日在 RSM 各分会主席及其他医学协会代表举行的会议上进一步讨论了这一问题（其中包括英国解剖学会、英国医学协会和英国皇家外科学会）。这次会议决定：①应选出 2 名英国代表"加入建议的 10 人委员会……审议成立国际内外科协会委员会的可行性"；②请主席 Rolleston 于 3 月 24 日邀请召开一次代表会议以挑选和任命代表[12]。3 月 24 日在随后举行的多人参与的会议上，Wilmot Herringham 爵士和 George Makins 爵士被选为英国的代表（John Rose Bradford 爵士和 D'Arcy Power 爵士落选）。与会者一致认为，该委员会应在那一年的"4 月底"于伦敦召开会议[13]。

085

人员的变化

在 1920 年 3 月 5 日召开的理事会会议上，选出了下列主席团成员（见附录 B）。

- 主席 George Makins 爵士（图 6-4）[14]。
- 执行委员会主席 Humphry Rolleston 爵士。
- 荣誉财务主管 Honorary Treasurer、Arbuthnot Lane 爵士。
- 荣誉秘书 John MacAlister 爵士、Philip Franklin 先生、HJ Paterson 先生。

执行委员会的其他 25 名成员随后"按投票顺序"被列出一种有点尴尬的做法！尽管宾夕法尼亚州的 Dawson 勋爵被提名为主席候选人，但被 George Makins 爵士击败（也许是出乎意料的），39 人（其中 25 人成功）被提名为执行委员会成员[15]。

在当月晚些时候的执行委员会会议上，选出了其他委员会包括由 AF Hurst、RT Leiper、C Ryall、Dawson Williams 和 William Wright 组成的研究生教育委员会，以及社会委员会 William Hale-White 爵士、Arthur Latham、Douglas Harmer、Squire Sprigge 和 St Clair Thomson 爵士。

本次会议还通过了以下内容：①安排与 LCC 就在 Maudsley 医院开设心理医学课程，FM 将作为中介 / 代理招收学生；②与巴黎的 Gustave Monod 博士达成协议，

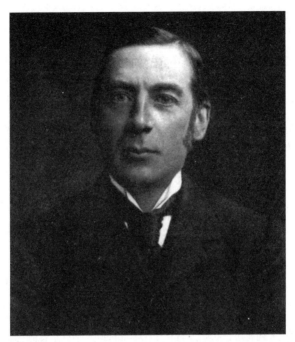

图 6-4　George Makins 爵士(1858—1933 年)(经许可转载,引自 Wellcome Library, London)

由 FM 的法国分部组织巴黎和伦敦间的互访,这件事将提交教育委员会作明确决定。此外,该次会议还讨论了圣马里波恩医院可能向 FM 提供援助的问题。

随后于 3 月 25 日举行的研究生教育委员会会议上决定,请 Seamen 医院协会开设热带医学和寄生虫学的短期课程(1～2 个月)。此外,6 月在巴斯开设的一门浴疗学修订课程原则上已获批准(将在《简报》上刊登广告),

圣马里波恩医院也开设了一门课程[16]。

内科和外科部门主任的加入

1920 年 7 月 30 日，为了确定这些单位是否能够推行这项合作计划，并为研究生提供相关设施（特别是那些希望完成 6 个月到 1 年的工作的海外研究生），召开了一次会议。George E Gask 代表圣巴塞洛缪医院（St Bartholomew's Hospital）发言，他总结了可能是伦敦许多医院的共同观点："……医院和工作人员完全赞同这项计划……"他认为，在目前的情况下，任何超出现有水平的工作都是不可行的，因为他们的首要任务是照顾本科生，并且让研究生工作与本科生工作联系起来的困难已经牵扯到他们目前所有的精力和时间。圣巴塞洛缪医院不可能聘请任何临床助理。一些与会者还提请注意开展研究生教学的财务问题。来自圣玛丽亚医院（St Mary's Hospital）、伦敦医院（London Hospital）和圣托马斯医院（St Thomas's Hospital）的代表则承诺协助该项目[17]。

第二次会员年会

1920 年 11 月 25 日在温波尔街 1 号召开全体会议。财政部长报告，"委员会资金余额为 609 英镑 4 先令 9 便士"。以下国家的代表参加了此次会议。

- 澳大利亚，40 人。

- 加拿大，33 人。

- 南非，4 人。

- 殖民地，11 人。

- IMS❶，10 人。

- 印度，29 人。

- 美国，38 人。

- 南美，4 人。

- 马耳他，2 人。

- 埃及，3 人。

- 瑞士，5 人。

- 挪威，4 人。

- 意大利，2 人。

- 西班牙，3 人。

- 日本，2 人。

- 荷兰，4 人。

- 丹麦，3 人。

- 塞尔维亚，2 人。

- 罗马尼亚，1 人。

- RN❷，12 人。

- 不列颠群岛，153 人。

总计：365 人。

（上述 48 人目前在伦敦工作。）

---

❶ IMS. 印度医疗服务。

❷ RN. 皇家海军。

人们强调，这些数字明显低于1919年，因为与那年相比，伦敦几乎没有流动人口（尤其是美国人）。随着"世界第一城市"的临床资料不断丰富，伦敦越来越广为人知。荣誉秘书们预测，访问伦敦的研究生人数将稳步增加。在过去的1年中，圣马里波恩综合医院（St Marylebone General Dispensary）（婴儿福利）、莫菲尔德医院（Moorfields）（眼科）、癌症医院（Cancer Hospital）和米德尔塞克斯医院（Middlesex Hospital）（妇科）开设了研究生课程[18]。

1920年底，MacAlister（为FM的建立做出了巨大的贡献）和Philip Franklin一起退休。Paterson和Henry McCormack博士成为联合荣誉秘书，在12月10日的理事会议上，MacAlister和Lane成为联合荣誉财务主管。由25人组成的执行委员会出现了一个新成员——Francis Fraser教授。再次强调，目前迫切需要一个研究生中心，并建议在获得永久性"研究生医院"之前，在大都市的中心提供一些住宿用作俱乐部房间、图书馆等设施，还建议每月应该组织一次"社交晚会"。Williams还强调，应尽早向卫生部申请财政援助。

12月的会议一致通过了两项决议：①请执行委员会考虑，任命1名有权采取合适行动的医学研究生会组织者的可取性和实用性，以促进为在英国注册的从业者及来自自治领和国外访客提供英国研究生教育的设施，并与政府接洽，以期获得年度补助；②希望尽早为参加教学任务的研究生安排合适的宿舍。这次会议还决定，"……请执行委员会尽早确定是否可以提供一所专供研究生学习的医院，以及是否有可能获得补助"。对此，MacAlister 在会议上表示，他正探索 Kensington 医院"用于研究生培养"的可能性，但确切的答复必须等待"卫生部法案"出台[19]。

在 1921 年 1 月 11 日的执行会议上，主席宣布：卫生部已任命了一个委员会，并对成立研究生院的可行性进行了调查（Athlone 报告）（见第 8 章）[20]。

091

巴黎的（研究生）医学院

1921 年 2 月 22 日执行委员会召开特别会议。目的是讨论 Gustave Monod-Walter 博士（来自 ADRM）关于与 FM 合作在巴黎建立一个医学院的提议。讨论焦点包括：①在巴黎派出 FM 的代表；②两国教授互访；③文献和评述的交流等。这些建议受到 FM 的热烈欢迎，并正式成立了一个英法（分）委员会[21]。在接下来的 1 周（3 月 1 日），执行委员会的另一次特别委员会会议上，一致同意 FM 新闻局应该与 ADRM 进行更密切的联系[22]。然而，在讲师交流和文学交流方面，委员会实际面临了巨大的困难。例如，Squire Sprigge 爵士（当时不在现场）认为《柳叶刀》的法国增刊几乎没有得到法国方面的鼓励 [23]。

参考文献与注释

[1] Minute Book 1: 150–4, 172. [*See also:* A Robinson. Our duty to our Colonial Visitors. *Postgrad Med J* 1927: 2: 81–3; T Gould and D Uttley. *A Short History of St George's Hospital and the Origin of its Ward Names.* London: Athlone Press 1997: 191.]

[2] Op. cit. *See* Note 1 above (minutes): 221–2, 224–31.

[3] Ibid. 262–4; ECO Jewesbury. *The Royal Northern Hospital 2856–1956: the story of a hundred years' work in north London.* London: HK Lewis 1956: 157; GC Cook. The medical career of Robert Seymour Bridges, FRCP (1844–1930): physician and Poet Laureate. *Postgrad Med J* 2002: 78: 549–54.

[4] Op. cit. *See* Note 1 above: 300–4.

[5] Ibid. 306–9.

[6] Ibid. 314–20.

[7] Ibid. 322–31.

[8] Ibid. 332–40.

[9] Ibid. 342–6.

[10] Ibid. 356–64.

[11] Ibid. 174–82.

[12] Ibid. 196–200.

[13] Ibid. 210–12.

[14] Sir George Henry Makins, FRCS, GCMG (1858–1933) was a surgeon to St Thomas's Hospital and to the Evelina Hospital for Sick Children. He had served in the South African war (1899–1900) and in the Great War (1914–18). He had also been a member of many committees, especially those associated with the Army and Indian Medical Services. [*See also:* Anonymous. *The Times.* London 1933: November: 16; Anonymous. *The Lancet* 1933: ii: 1122–3, 1178, 1237; Anonymous. *Br Med J* 1933: ii: 897–9; Anonymous. *Plan's Lives* 1930–51: 523–6.]

[15] Op. cit. *See* Note 1 above (minutes): 184–92.

[16] Ibid. 202–8, 214–20.

[17] Ibid. 232–8.

[18] Ibid. 240–3.

[19] Ibid. 244–54.

[20] Ibid. 256–60.

[21] Ibid. 270–6.

[22] Ibid. 280.

[23] Ibid. 282.

Involvement of the University of London,
the Ministry of Health, and University
Grants Committee

第7章 伦敦大学、卫生部及大学教育资助委员会的加入

1921年4月6日，在一次执行委员会的会议上，荣誉秘书们报告称，"他们收到了 AE WebbJohnson［大都会医学院代表大会（Conference of Delegates of the Metropolitan Medical School，CDMMS）的荣誉秘书］的一封相当令人担忧的信件"（图 7–1）。

Webb-Johnson（后来辞职）是 FM 执行委员会的资深成员。会议认为……在这个紧要关头打破医学院和 FM 之间的安排将是一场灾难……MacAlister 表示，希望医学院将所有行动推迟到卫生部委员会结束他们的工作并发布 Athlone 报告。Wright 在 Webb-Johnson 的支持下，认为问题源于 FM 相对薄弱的财务状况。会议决定写信给：① CDMMS，表示如果他们在永久的研究生教学项目实施之前"退出"将是一场灾难，因此教学不会中断；

```
                        THE MIDDLESEX HOSPITAL,
                        MEDICAL SCHOOL, W.1.
                            21st March, 1921.

Dear Sir:
            At a Conference of Delegates of the Metropolitan Medical
   Schools held on March 18th your letter of February 12th, addressed
   to the Deans of the London Schools was considered.  It was noted
   that although an undertaking had been given that a Balance Sheet
   of the Fellowship would be circulated there was no mention of
   this in your letter.

            The Conference then proceeded to discuss the general
   question of the relations between the Medical Schools and the
   Fellowship of Medicine.  The Delegates were unanimously of opinion
   that the present position was most unsatisfactory.  Some Schools
   were inclined to take immediate action to sever their connection
   with the Fellowship, but it was decided to defer consideration of
   the matter to a future Meeting of the Conference.

            I was requested to inform you of this decision, and to
   state that after further consideration the Conference may decide
   to recommend the Schools to terminate the present arrangement
   with the Fellowship of Medicine and Post-Graduate Medical Associa-
   tion.

                        Yours truly,
                        A.E. WEBB-JOHNSON

                Honorary Secretary to the Conference of
                Delegates of the Metropolitan Medical Schools




   The Hon. Secretary,
        The Fellowship of Medicine,
        1, Wimpole Street, W.1.
```

图 7-1　AE Webb-Johnson（后来为勋爵）写给 FM 荣誉秘书的信

②卫生部研究生委员会主席（Athlone），指出情况的紧迫性，并敦促他们尽快进行报告。与此同时，会议还宣读了圣巴塞洛缪医学院（St Bartholomew's Hospital Medical School）院长 TW Shore 的一封信，"暗示……切断他们与 FM 的联系意图"；信中强调，现在紧急时期已经过去，

自此他们应该专注于本科教学[1]。

显然，FM 面临着严重的问题，4 月 22 日举行的财务委员会会议强调了这些问题。前 3 个月的收入不仅增加了，《简报》的成本和"办公室开支"也减少了，并且人们认为还可以进一步节省开支——"废除《简报》头版的社论"（见第 18 章）[2]。同日晚些时候举行的执行委员会会议讨论了这个问题；然而，Fraser 建议，在卫生部报告（Athlone）出台之前，不要修改《简报》。此外，还就为应急计划做出贡献的专科医院提供补偿的问题进行了大量讨论。关于伦敦和圣巴塞洛缪的医院（见第 4 章）即将从研究生计划中撤出的通知已经发出[3]。7 月 25 日，财务委员会会议决定，由于《简报》的开支继续下降，"在目前的构成下，《简报》可以再维持一段时间"[4]。

在 7 月 25 日举行的执行委员会会议上，Makins 认为，这将促使卫生部……如果 FM 能设法建立一个中央办公室。因此，委员会一致决定："允许军官们寻找可能成为中央办公室的场所。"St Clair Thomson 爵士在会议上报告称，"温泉浴协会（Association des Thermes）（其代表是 Mile Blaise）发起了一个项目，让法国和英国的温泉疗养地更紧密地联系在一起，但在后来的一次会议上，决定不再进一步采取行动"。

这次会议还批准了由 Bernard Myers 博士于次年 10 月

在马里波恩路西部综合药房儿童诊所（Western General Dispensary，Marylebone Road）举办的"儿童胃肠病"讲座[5]。在官方会议上，宣布 1922 年 1 月 9 日至 2 月 18 日开设"全科医学"课程[6]。

第三次会员年会 AGM

1921 年 12 月 19 日，医学生学生会和医学研究生会举行年度委员大会。如数据所示，领票人数略有下降（与去年的 365 人相比，今年为 305 人），这是由于"旅行成本和难度增加"，而且柏林和维也纳正在恢复研究生教学中心。全国数字的"细目"如下所示。

- 澳大利亚，16 人。
- 新西兰，8 人。
- 加拿大，58 人。
- 南非，13 人。
- RN❶，8 人。
- RAMC❷，10 人。
- IMS❸，15 人。
- 殖民地，6 人。

---

❶ RN. 皇家海军。
❷ RAMC. 皇家陆军医疗队。
❸ IMS. 印度医疗服务。

- 印度，27人。

- 埃及，7人。

- 美国，30人。

- 南美，3人。

- 捷克斯洛伐克，1人。

- 丹麦，1人。

- 荷兰，6人。

- 意大利，1人。

- 日本，1人。

- 菲律宾，3人。

- 暹罗（现在是泰国），1人。

- 西班牙，1人。

- 瑞士，3人。

- 不列颠群岛，86人。

总计：305人。

由 Athlone 伯爵担任主席的委员会（由卫生部长任命）此时已发表了他们的报告（见第 8 章）；HJ Patterson 记录说，这与 FM 所倡导的观点一致。此外，在东北伦敦研究生学院、"儿童诊所"、西部总医院、国家心脏病医院、圣马里波恩综合医院（St Marylebone General Dispensary）、圣乔治医院组织了几门课程，并由 Victor

Bonney 在英国皇家医学会进行了妇科讲座[7]。

英国皇家医学会（RSM）

在 1922 年 1 月 11 日的总理事会会议上将投票选出次年的执行委员会成员。委员会名单上的一个新成员是 C McMoran Wilson（后来为 Moran 勋爵）[8]。《简报》现在每月出版 1 次，以节省资金[9]。财务事项在 FM 各项事务中占据主导地位，财务委员会花费了大量的时间将资金分配给各个捐助组织[10]。

与此同时，执行委员会成立了一般事务委员会——主要是为了修订细则。图 7-2 总结了前 4 条细则，但对第 5 条的讨论将留到以后的会议[11]。

3 月 2 日举行的总理事会会议讨论了两个事项：①预计 6 月将有"大约 50 名美国外科医生"到访；②热带医学学院愿意与 FM 合作，为那些无法获得 3 个月热带医学文凭（Diploma in Tropical Medicine，DTM）的成员开设热带医学短期课程培训班。随后在 3 月 31 日的会议上对这一事项进行了讨论[12]。

未来的战略

1922 年 3 月 15 日研究生教育委员会召开会议。6 周的课程将被 2～3 周的短期课程所取代，因为短期课程被

1. The Fellowship of Medicine and Post-Graduate Medical Association exists for the following purposes - namely,

    (a) To provide the Medical Profession with an organisation that will facilitate inter-communication on all subjects of professional interest and for mutual hospitality.

    (b) To provide facilities for post-graduate education to be open to all persons qualified to practice in their own countries and to assist in obtaining similar facilities for members in other countries.

2. These aims shall be promoted

    (a) By maintaining relations with

        1. All institutions or bodies interested in, or carrying on, courses of post-graduate education in this country.

        2. Institutions for post-graduate education in the Dominions or Foreign countries so far as may be possible.

    (b) By offering advice or assistance in the organisation of courses where they do not exist.

    (c) By instituting special courses for post-graduates

    (d) By establishing an Intelligence Bureau to advise intending post-graduates with regard to suitable courses and other matters.

    (e) By establishing a social centre for the benefit of those post-graduates specially from the Dominions and foreign countries.

    (f) By aiming at the establishment of a post-graduate hospital and medical school in London.

3. Membership of the Fellowship of Medicine and Post-Graduate Association shall be (a) corporate, (b) individual.

4. Individual membership of the Association shall be open to members of the medical profession and to other persons who are sympathetic with and can assist in the carrying out of its objects.

图 7-2 修订后的细则

认为具有更大的吸引力。每周将安排 1~2 次由著名专家授课的讲座，并且主办机构将举办为期 1 周的短期课程应。另外的建议是由知名专家向少数学生开设系统实践教学课程，指导他们如何使用各种有关仪器（如喉镜、膀胱镜等）[13]。

章程和条例

3 月 17 日一般事务委员会再次召开（见上文）。会议认为：①应删除第 2 条的全部内容；②在总理事会和三个小组委员会之间应该有一个较小的权力委员会。经过讨论，同意保留一个由荣誉官员和其他 25 名成员（应自行任命主席）组成的执行委员会。本次会议也再次聚焦《简报》。有人指出，"这对开展协会的研究生工作有很大的帮助……"[14]。在 3 月 31 日的后续会议上，决定继续以目前的形式出版《简报》，直到协会明确决定其未来的政策[15]。

4 月 12 日，研究生教育委员会再次召开会议，据报道西南伦敦研究生会现在愿意加入该协会。此外，几乎为期 2 周的全科医学课程（5 月 1 日至 5 月 13 日）已经组织起来了，应该收取 5 几尼的费用。每周在 RSM 西大厅举办讲座的方案几乎已经完成，膀胱镜检查、乙状结肠镜检查、儿童疾病和热带医学课程方案也已完成。米德尔塞克斯医院被要求安排为期 2～3 个月每周 1 次的临床讲座或演示，并要求 BMA 帮助宣传[16]。

一般事务委员会审议了政策小组委员会的报告，并提出再次与卫生部和伦敦大学接洽的问题[17]。

此时，章程和条例显然给执行委员会造成了很大的痛苦。图 7-3 给出了细节，并进行了修改。这次会议还决定："FM 执行委员会批准著名专家向卫生部长提出（非官方）办法，目的是敦促部长就阿斯隆（Athlone）委员会临床研究生教育问题采取行动。"会议同意下列人员加入代表团：Clifford Allbutt 爵士（PRCP、PRCS、FM 的主席），GF Blacker 博士，C Button 博士，Robert Jones 爵士，Richard Luce 爵士，Berkeley Moynihan 爵士（后来为勋爵）和 CS Sherrington 爵士[18]。

1922 年会员年会 AGM

这次会议于 7 月 14 日在 RSM 举行。主席 Makins 报告称，"卫生部长接待了（来自 FM 的）代表团，但他不能进一步透露消息"。部长显然已答应考虑这件事。经修订的章程和条例（见上文）现已获得核准和确认。一份由荣誉秘书 HJ Paterson 和 H McCormack 撰写的报告指出，"去年已有 167 名研究生入学。他们来自英国、自治领、美国，以及中国、捷克斯洛伐克、日本和南美等偏远地区"。报告指出，"很明显，柏林和维也纳正逐渐恢复作为研究生教育中心的声望，尤其是维也纳吸引了许多美国研究生"。秘书继续说道，"阿斯隆委员会的建议

THE FELLOWSHIP OF MEDICINE

AND

POST-GRADUATE MEDICAL ASSOCIATION

1, WIMPOLE STREET, W.1.

(By kind permission of the Royal Society of Medicine)

CONSTITUTION AND RULES.

1. The Fellowship of Medicine and Post-Graduate Medical Association exists for the following purposes, viz.:—

    (a) To provide the medical profession with an organisation that will facilitate inter-communication on all subjects of professional interest and will promote mutual hospitality *between Fellows and* *also with Overseas and foreign visitors.*

    (b) To provide in Great Britain and Ireland facilities for Post-Graduate Education to be open to all persons qualified to practise in their own countries, and to assist in obtaining similar facilities for members in other countries.

2. Members of the Association shall be (a) Individual Members; (b) Corporate Members; ~~Individual~~ Members shall be duly enrolled on the payment of the Annual Subscription subject to the approval of the Executive Committee.

3. Individual Membership shall be open to Members of the medical profession and to other persons who are sympathetic with, and can assist in the promotion of, the objects of the Association. The amount of the Annual Subscription* shall be fixed by the Executive Committee and shall be due on January 1 in each year. Each member shall be entitled during the currency of his membership (a) to receive the Association's Bulletin, (b) to attend and to vote at the Annual and other General Meetings, and (c) to attend any lectures or demonstrations *open to members* that may be arranged by the Association ~~for this purpose.~~ The General Council may remove from the membership roll the name of any member whose subscription is in arrear.

    *The minimum Annual Subscription is 10/-. */at present*

4. Corporate Membership shall be open to any approved hospital or other institution engaged or interested in post-graduate education and willing to assist in the work of the Association. *Each corporate institution* ~~(Corporate Members)~~ shall be entitled to ~~send~~ */nominate a* Representative to the General Council and shall be invited to */for election* contribute to the administrative expenses of the Association.

5. An Annual General Meeting of the Individual Members and of the Representatives of the Corporate Members shall be held in July of each year unless the Executive Committee shall fix another day. The business of the Annual General Meeting shall be:

    (a) To receive the Report and Financial statement submitted by the General Council;

    (b) To elect (1) the representatives of the Individual Members on the General Council; (2) the Honorary Officers of the Association; (3) Trustees.

6. The Association shall be governed by a General Council consisting of (a) representatives of the Individual Members, elected by the Annual General Meeting, and (b) representatives of the institutions recognised as Corporate Members. The numbers and relative proportions of these two groups shall be determined by the Executive Committee, subject to the approval of the General Council.

103

图 7-3　1922 年 5 月修订的章程和条例

7. The General Council shall meet twice a year and shall

    (a) Nominate, for election by the Annual General Meeting, the Honorary Officers of the Association, viz., The President, two Treasurers, two Secretaries;

(b) To elect Trustees
    (b) Elect 25 members of the Executive Committee;

    (c) Consider the work of the Association and receive reports from the Executive Committee.

8. The Executive Committee shall consist of 30 members, that is, the Honorory Officers, and 25 members elected by the General Council. Seven members shall form a quorum. The Committee shall meet four times a year, and at such other times as the Chairman shall determine, and shall

    (a) Appoint a Chairman.

    (b) Appoint the following standing Sub-Committees:—

        1. The Finance Sub-Committee.

        2. The Education Sub-Committee.

        3. The Social Sub-Committee.

        4. General Purposes Sub-Committee.

    (c) Control, subject to the General Council, the business of the Association.

(9) The Honorary Officers and the Chairman of the Executive Committee shall be *ex-officio* members of all standing Sub-Committees. Each sub-committee shall elect its own Chairman; three members shall constitute a quorum. Any member of the General Council, whether a member of the Executive Committee or not, shall be eligible to serve on any sub-committee.

10. The Finance Sub-Committee shall consist of five members in addition to those mentioned in Rule 9. It shall advise the Executive Committee on all matters concerned with finance.

11. The Education Sub-Committee shall consist of five members in addition to those mentioned in Rule 9. Its business shall be to arrange post-graduate courses under the direction of the Executive Committee.

12. The Social Sub-Committee shall consist of five members in addition to those mentioned in Rule 9. It shall consider all matters appertaining to hospitality and to the general wellbeing of post-graduate students.

13. The General Purposes Sub-Committee shall consist of five members in addition to those mentioned in Rule 9, and shall deal with such matters as do not fall within the references of the other Sub-Committees and any other business referred to it by the Executive Committee.

14. The General Council shall be empowered to remove from the roll of members any person who in the opinion of the Council is deemed unsuitable as a member of the Association. The Council shall not in any such case give a reason for its decision, and the vote on any such question shall be taken by ballot.

15. The accounts of the Association shall be audited by a chartered accountant and shall be submitted for approval to the Annual General Meeting.

16. Additions to or alterations of the above Rules shall be made only at the Annual General Meeting and on the vote of three-fourths of the members present and voting. Notice of any such proposed addition or amendment shall be given in writing to one of the Honorary Secretaries at least one month before the Annual General Meeting at which the proposal is to be considered.

图 7-3（续） 1922 年 5 月修订的章程和条例

毫无疑问可以实施，伦敦必然将很快成为世界的研究生中心"。他们进一步说，"应该抓紧时间，为研究生提供一个包含图书馆和阅读室的研究生中心，以及设立一个研究生招待处或俱乐部"。然而研究生医院和研究生院报告声称目前必须推迟……伦敦的几家医院［包括东北伦敦研究生学院、国家心脏疾病医院、伦敦洛克医院、"儿童诊所"（西部总医院）、圣马里波恩综合医院及国家瘫痪和癫痫病医院］提供了"特殊设施"，现在极具价值的《简报》是月刊，不再是周刊了[19]。

在 10 月举行的一次总理事会会议上，会议决定执行委员会尽早召开会议，以便：①立即审议卫生部长的意见（继代表团之后），以及一般事务委员会的报告；②为协会的未来政策制订一个特别的计划（在英国全科医生的兴趣急剧增加）。会议还决定将卫生部长的报告和一般事务委员会的报告发给执行委员会的所有成员[20]。

10 月 31 日，社会委员会召开会议，招待"伦敦贵宾"是（此次会议）审议的主要项目。会议决定分别以团体和个人的方式来招待来自斯特拉斯堡（Strasbourg）的 7 位著名教授和美国公共卫生服务的卫生部长[21]。

在 11 月 14 日举行的执行委员会会议上，确定了财政、教育、社会和一般事务四个分委员会的成员。会议再次强调了研究生医院的重要性，但在不久的将来，有以下几点值得注意。

1. ……将不超过协会会员会费一半的部分交由社会小组委员会处理。

2. 再次肯定社会委员会的决定——接待莅临伦敦的外国贵宾[22]。

未来政策

"未来政策"是 11 月 24 日一般事务性会议议程上的重要议题。伦敦大学副校长 HJ Waring 出席会议，他表达了以下观点。

1. 根据阿斯隆报告（Athlong Report），大学认为应该在伦敦设立研究生院和医院。

2. ……综合医院应该位于中心位置，床位应 ≥ 200 张。

3. 现有的一所本科院校应该成为研究生院（从而放弃它原来的角色）。

4. 伦敦大学、卫生部和 UGC "很可能"支持这方面的计划。

George Makins 爵士和副校长都认为，不应该由总医院来进行行政管理，而应该由外部机构来负责，也许应该由 Bloomsbury 大学大楼提供的中央办公室来负责。

一般事务小组委员会同意以下内容。

1.新学院应该是大学的一个学院。

2.学校由中央办公厅、大型综合医院、某些经批准的专科医院组成。

3.综合医院应该有 200～300 张床位，以及配备相应的实验室和演示室。

4.应为研究生院工作人员及其他人员的讲演或演示提供一切便利，并应向研究生开放住宿和其他预约权限。

5.综合医院和学校应尽可能转变为处于中心地位的本科教学医院，并且不应招收本科生。

6.应该采取措施，寻求如东北伦敦研究生学院和西伦敦研究生学院这样的机构加入合作的条件。

在后续会议上，第 6 项被删除[23]。

在后一次会议上（12 月 1 日），即在计划开始实施之前，就目前的要求进行了大量讨论。一份调查问卷显示，"短期进修"课程需求最高。有人认为，"可能与西伦敦研究生学院和东北伦敦研究生学院及更大的综合医院进行合作"。人们认为，需要一位院长组织这些课程，Lane 提供的服务得到了"一致认可"。会议还同意邀请未设本科教育的其他医院的代表来推进工作，其中包括博林布鲁克医院（Bolingbroke Hospital）、皇家北方医院、Dreadnought 医院、米勒医院、汉普斯特德综合医院、城市医院、Poplar 医院、威尔士亲王医院、西伦敦医院和其他医院[24]。

12 月 12 日执行委员会再次召开会议，一般事务委员会建议将第三项修改为："综合医院应位于中心位置，为社会会议提供场地，可能还应将行政办公室设在其内或附近[25]。"因此，1922 年 12 月 12 日决定了"协会的未来政策"。

一般事务委员会小组委员会在第二天召开会议。这次会议由 Lane 发起，在 21 Cavendish Square（Lane 家）举行。

会议目的（如当选主席 CO Hawthorne 博士所概述的那样）要求现有的两所研究生院（在威尔士亲王医院和西伦敦医院）安排短期课程（年内每隔一段时间举办），并征求 North-East London 研究生院院长（DAJ Whiting）的意见。经过讨论，全体一致通过下列决议。

- 本次会议上，许多非本科医院的工作人员代表对 FM 礼貌地向他们咨询在伦敦进行研究生教育的最佳途径表示感谢，并表示愿意以任何可能的方式与 FM 合作，提出下列决议。
- 建议 FM 尽早召开一次由所有对研究生教学感兴趣的医院员工代表参加的会议（本科院校除外），并向 FM 详细提交他们的意见。

显然，FM 的作用是使各个学校构建的计划适应系统和调整的计划。Hawthorne 提到了几家已经提供研究生教育的专科医院，其中包括西伦敦医院、威尔士亲王医院、莫菲尔德医院、大奥蒙德街医院、心脏专科医院、皇后广场医院、布朗普顿医院等[26]。

1923 年

1月11日，一般事务小组委员会再次召开会议，重新考虑"协会未来的政策"。将邀请下列名单上的医院，并在可能的情况下派代表参加会议。

- 贝特莱姆皇家医院（Bethlem Royal Hospital）。
- 博林布鲁克医院（Bolingbroke Hospital）。
- 肿瘤医院（Cancer Hospital）。
- 伦敦中心眼科医院（Central London Ophthalmic Hospital）。
- 伦敦中部咽喉、鼻部和耳部医院（Central London Throat，Nose & Ear Hospital）。
- 切尔西妇女医院（Chelsea Hospital for Women）。
- 东伦敦儿童医院（East London Hospital for Children）。
- 黄金广场咽喉医院（Golden Square Throat Hospital）。
- 汉普斯特德综合医院（Hampstead General Hospital & NW Lon.Hospital）
- 肺结核医院［Hospital for Consumption（Brompton）］。
- 神经疾病医院［Hospital for Nervous Diseases（Maida

Vale）]。

- 皮肤病医院［Hospital for Diseases of the Skin （Blackfriars）]。
- 儿童医院［Hospital for Sick Children（Grt Ormond Sreet）]。
- 婴儿医院（Infants Hospital）。
- 伦敦洛克医院（London Lock Hospital）。
- 伦敦热带医学院（London School of Tropical Medicine）。
- 伦敦禁酒医院（London Temperance Hospital）。
- Maudsley 医院（Maudsley Hospital）。
- 城市医院（Metropolitan Hospital）。
- 英国国立心脏病医院（National Hospital for Diseases of the Heart）。
- 英国国立瘫痪和癫痫病医院（National Hospital for the Paralysed & Epileptic）。
- 帕丁顿格林儿童医院（Paddington Green Children's Hospital）。
- Poplar 医院（Poplar Hospital）。
- 威尔士亲王综合医院（Prince of Wales General Hospital）。
- 伦敦皇家眼科医院（Royal London Ophthalmic Hospital）。

- 皇家国家骨科医院（Royal National Orthopaedic）。
- 皇家北方医院（Royal Northern Hospital）。
- 皇家威斯敏斯特眼科医院（Royal Westminster Ophthalmic Hospital）。
- 圣约翰皮肤病医院（St John's Hospital for Diseases of the Skin）。
- 圣马克医院（St Mark's Hospital）。
- 圣彼得医院（St Peter's Hospital）。
- 撒玛利亚妇女自由医院（Samaritan Free Hospital for Women）。
- 海员医院（Seamen's Hospital）。
- 维多利亚儿童医院（Victoria Hospital for Children）。
- 滑铁卢妇女儿童医院（Waterloo Hospital for Children & Women）。
- 西伦敦医院（West London Hospital）。
- 西区神经疾病医院（West End Hospital for Nervous Diseases）。

会议讨论了各种要点，并在随附的会议纪要中增补了讨论内容。

1. 现在人们已经承认了在中心位置建立研究生综合医院的必要性……

2. 卫生部、伦敦大学和 UGC 似乎正在考虑组建这样一家医院。

3. FM 的功能如下所示。

• 在目前，在建院前继续推进研究生教育。

• 在未来，使自己成为任何系统中不可分割的一部分，即使医院已是既成事实。

4. ⋯⋯会议的目的如下所示。

• 强调在伦敦设立研究生院的必要性，专科医院必须成为其中的一部分。

• 了解医院准备做什么[27]。

后一次总理事会会议于 2 月 16 日举行。副校长再次出席，从大学的角度来看，（此举）显然有很大诚意；事实上，他们强烈支持"伦敦研究生院的需求"。但 Waring 认为，（中心）办公室应该设在综合医院是"错误"的。无论如何，他认为必须任命一位院长。总统（George Makins 爵士）正式向南肯辛顿（South Kensington, SW7）的副总理发送了一封信（日期为 2 月 24 日），要求将拟议的 FM 和 PMA 的角色与大学理事会商讨。

美国大学欧洲联盟英国分部主任 GH MacLean 博士提到了巴黎、柏林和维也纳的研究生活动，并呼吁理事会立即为伦敦做些事情[28]。因此，建立医学研究生教育的紧迫性再次得到强调！

参考文献与注释

[1] Minute Book 1: 286–99.

[2] Ibid. 310–12.

[3] Ibid. 314–20.

[4] Ibid. 350–4.

[5] Ibid. 356–64, 390.

[6] Ibid. 366–8.

[7] Ibid. 372–7.

[8] Ibid. 380–6; [*See also:* R Lovell. *Churchill's Doctor: a biography of Lord Moran.* London; Royal Society of Medicine Press 1992: 457.]

[9] Op. cit. *See* Note 1 above: 380–6.

[10] Ibid. 398–402.

[11] Ibid. 404–5.

[12] Ibid. 406–12, 430–2.

[13] Ibid. 418–22.

[14] Ibid. 424–8.

[15] Ibid. 430–4.

[16] Ibid. 436–40.

[17] Ibid. 442–4.

[18] Ibid. 446–56.

[19] Ibid. 458–64.

[20] Ibid. 466–76.

[21] Ibid. 478–82.

[22] Ibid. 484–92.

[23] Ibid. 494–500, 502–8.

[24] Ibid. 502–8.

[25] Ibid. 510–13.

[26] Ibid. 520–30.

[27] Ibid. 532–44.

[28] Ibid. 546–58.

The 'Athlone Report' – May 1921
第 8 章 "阿斯隆报告"：
1921 年 5 月

正如 Rivett 所强调的那样，"在两次世界大战期间于伦敦建立的研究生医学教育中心是一种独特的革新"。有必要建立一个宏伟的国家研究生教育中心（这是 George Newman 爵士等所提倡的），并且需要有为医学发展提供坚实科学基础的愿望。

1919 年 12 月，Dawson 向 Christopher Addison（当时的卫生部长）强调了改善研究生医学教育设施的必要性。1920 年 10 月，教资会主席（迫于资助研究生培训的压力）同意阿斯隆伯爵委员会（Earl of Athlone's Committee）的成立。

1921 年 1 月 26 日，Addison（见第 3 章）任命了一个委员会，以"调查医生和其他毕业生在伦敦接受进一步医学教育的需求，并就满足这些需求的可行计划提出建议"。主席将是 Rt Hon，成员包括米德尔塞克斯医院院长 Athlone 伯爵[1] 和秘书 AL Hetherington 先生。委员会的其他成员有 HJ Cardale、Wilmot Herringham 爵士、George Makins 爵士、George Newman 爵士、Robert Newman 爵士、Edward Peyton 爵士、F Cooper Perry 爵士、J Dill Russell 和 TW Shore。Herringham 和 Makins 当然深度参与了 FM 的工作。

委员会共举行了 26 次会议，审议了 70 份会议纪要，审查了 58 名证人，并于 1921 年 5 月 31 日（即在初次邀请后大约 4 个月）正式提出报告[2]。

委员会的建议可归纳如下（图 8-1）。

1. 医院的附属学校必须位于市中心，并且专门用于医学研究生教育。

2. 学校应该是伦敦大学的学校，主要由财政部通过 UGC 提供支持。

3. 除了中央学校提供的全日制全科医生课程和现有研究生学院及学校提供的课程外，还应在非教学医院和济贫院提供研究生进一步学习的设施。

4. 人们认为增加村舍医院的利用率（社区所有全科医生都应该有权治疗他们的患者）是可取的。

5. 应在医院和济贫院设立更多的住院医师和临床助理职位。

6. 应建立中央办公室来协调和发展伦敦的研究生教育。在研究生教育中心，不仅应该有行政办公室，还应

POST-GRADUATE MEDICAL COMMITTEE.

REPORT

OF THE

POST-GRADUATE · MEDICAL

COMMITTEE.

May 1921.

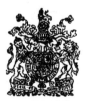

LONDON:
PUBLISHED BY HIS MAJESTY'S STATIONERY OFFICE.

To be purchased through any Bookseller or directly from
H.M. STATIONERY OFFICE at the following addresses:
IMPERIAL HOUSE, KINGSWAY, LONDON, W.C.2, and 28, ABINGDON STREET, LONDON, S.W.1;
37, PETER STREET, MANCHESTER; 1, ST. ANDREW'S CRESCENT, CARDIFF;
23, FORTH STREET, EDINBURGH;
or from E. PONSONBY, LTD., 116, GRAFTON STREET, DUBLIN.

1921.

Price 2d. Net.

图 8-1 摘自"研究生医学委员会报告"的扉页，1921 年 5 月

该有用于外交目的的住宿服务。

7. 伦敦大学应建立国家医学研究所（提供公共卫生、法医学、工业医学、医学伦理学和经济学方面的指导）。[1929 年，拨款 200 万美元在吉宝街（Keppel Street, WC）成立了伦敦卫生和热带医学学院（London School of Hygiene and Tropical Medicine），部分解决了这个问题[3]]。

委员会收到了 FM 和 PMA 的投资。因此，报告中的许多建议反映了 FM 先前会议上做出的决定，这并不太令人惊讶。可以说，最重要的建议是拟建的研究生医院必须位于伦敦市中心。

参考文献与注释

[1] Alexander Augustus Frederick William Alfred George Cambridge, 1st Earl of Athlone, KG, GCMG, FRS (1874–1957). After education at Eton, he served in the South African War (1899–1900) and also the Great War (1914–18). He subsequently became Governor-General of the Union of South Africa (1923–31), and Governor-General of the Dominion of Canada (1940–46). He was personal ADC to King George VI (1919–52) and to Queen Elizabeth II (1953–57). Athlone was Chancellor of the University of London (1932–55). [See also: B

Clifford. Cambridge, Alexander Augustus Frederick William Alfred George, Earl of Athlone [*formerly Prince Alexander of Teck*] (1874–1957). In: HCG Matthew and B Harrison (eds) *Oxford Dictionary of National Biography.* Oxford: Oxford University Press 2004: 9: 599–601.]

[2] Post-graduate Medical Committee. *Report of the Post-graduate Medical Committee-May 1921.* London: HM Stationery Office 1921: 29.

[3] R Acheson and P Poole. The London School of Hygiene and Tropical Medicine: a child of many parents. *Med Hist* 1991: 35: 385–408; GC Cook. The London School of Hygiene and Tropical Medicine, and the Ross Institute and Hospital for Tropical Diseases. *From the Greenwich Hulks to Old St Pancras: a history of tropical disease in London.* London: Athlone Press 1992: 242–66; A May. *London School of Hygiene and Tropical Medicine 1899–1999.* London: London School of Hygiene & Tropical Medicine 1999: 40.

The Fellowship of Medicine becomes well established (1923–1930)

第9章 医学生学生会成立
（1923—1930 年）

资金（或缺乏资金）仍然是 FM 一个主要的问题。1923 年 2 月 23 日举行财务委员会会议，Lane 担任主席。这次会议的主要内容是向 1921—1922 年参与研究生教学的 35 所学校和医院进行资金分配，委员会认为，根据 FM 的"最初目的"之一，部分资金应该"交由社会小组委员会处理"[1]。

1923 年的第一次总理事会会议于 3 月 5 日举行；众多人出席，共有 39 名理事会成员出席，与往常一样，Makins 担任主席。关于章程的修订有大量讨论，据说准许的委员会过多，但 Lane 提出了一个决议，Horder 也表示了支持，即在修订之前，成立一个由特别委员会和荣誉官员 5 个人组成的"组织开展研究生教学"。MacAlister 指出，在与伦敦大学的谈判结果公布之前，FM 不能受任何永久性安排的约束[2]。3 月 19 日举行的执行委员会会议讨论了在即将召开的会员年会之前修订章程的问题。

但一个更重要的项目牵扯到了研究生医院与伦敦大学之间的关系设想，"这两个机构将很快举行会议"。实际上提交给大学的会议纪要（由理事会批准）与以前会议的结论非常相似，即建立一所普通的大型非本科医院（已经是大学的一个学院），拥有 200～300 个床位，拥有位于中心位置的实验室、讲堂、演示室（和行政办公室），工作人员以外的人可以在这里进行演讲和演示[3]。

4 月 13 日，在 FM 官员和非本科医院代表举行的一次会议上，与会者认为研究生医院在一段时间内是不可能开办的。有鉴于此，"研究生委员会"拟议方案的概要被披露；除了"进修课程"外，专科医院每年还会安排 3～4 门课程[4]。

最后，根据 1 年前的草案（见上文），修订的章程和细则已经准备就绪（日期为 1923 年 5 月）。

会议决定，合并后的社团以下简称为"协会"，应包括大不列颠和爱尔兰。当时协会会员的最低会费是每年 10 先令[5]。

在 5 月 28 日举行的非本科医院（研究生委员会）官员和代表会议上，Paterson 表示，"除了无法加入该计划的西伦敦医院，联系到的所有医院均表示愿意参与研究生项目"。休会后，这次会议在 6 月 11 日继续进行，当时有人建议或许可以鼓励"仍与协会有联系"的本科学校退出会议，因为它们不太可能在新计划下安排专科课程[6]。

6 月 26 日再次召开总理事会会议（此后的大部分会议记录是印刷的，而不是手写的）。Makins 希望从 AGM 主席职位上退休，Lane[7]（图 9-1）被提名接替他的位置，而 Rolleston 有望继续担任执行委员会主席[8]。

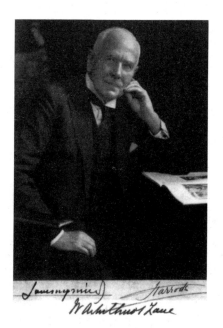

图 9-1　William Arbuthnot 爵士（1856—1943 年）（经许可转载，引自 Wellcome Library, London）

AGM，1923 年

会议于 7 月 13 日举行（部分会议休会至 7 月 27 日）；推荐的公职人员（见上文）经正式选举产生，修订后的章程和细则获得通过。按照现在的惯例，荣誉秘书要做年度报告；在前一年共招收了 160 名研究生：其中 50 名来自英国，61 名来自殖民地，其余来自美国、欧洲大陆及中国、叙利亚、南美洲和巴巴多斯等遥远的国家。随后是专业课程的详细信息和"一门非常成功的普通医学课程……"，以及在 RSM 的一系列每周讲座。

这份部长报告的结尾引用了一位来自 Louisville 的医生的话，他"在英国花了几个月的时间来调查研究生的教学设施"。

　　至于伦敦未来的研究生工作，我认为它非常光明……从我所看到的情况来看，我可以肯定，开办一所出色的机构只是时间问题[9]。

在 7 月 27 日举行了以下总理事会会议，选举了执行委员会成员，并强调这些成员必须是总理事会成员：HW Carson、W Griffith、Thomas Horder 爵士、JP Lockhart-Mummery、W Ernest Miles、FD Sayer，以及 GA Sutherland[10]。

不久后，新当选的执行委员会成员于 8 月 8 日召开了一次紧急会议。通报的唯一事项是荣誉财务官 John MacAlister 爵士因健康状况不佳而辞职，WilliamHale-White 爵士被任命接替他的位置[11]。

在 10 月 17 日的理事会会议上，经商定，同意拟邀请皇家内外科医学院三个部门的医学系主任、各大学医学院的院长和伦敦各医学院的院长任命代表为理事会成员，并且要求《柳叶刀》和《英国医学杂志》任命代表。会议还一致同意，应邀请根据新的细则失去代表权的 10 家医院任命代表。此外，在那次会议上，提出了拟邀请担任副主席的知名人士建议名单，其中包括两名贵族（Dawson 和 Percy）、24 名骑士和 2 名女性[12]。

在 10 月 31 日举行的另一次执行委员会会议上，宣布其中一位荣誉秘书——Henry McCormack 博士辞职，会议一致同意应邀请 AJ Whiting 博士接任。1 个月后（11 月 28 日），执行委员会再次开会，商定将全科课程的费用减至 1 个月 5 几尼、2 周 3 几尼和 1 周 2 几尼，并且持有总选票的研究生可以在普通票的有效期内参加任何专业课程，但需要支付每门课程 5 几尼的注册费[13]。

广告宣传

为 FM 进行广告宣传当然是极其重要的（这件事在 1924 年 1 月 23 日的执行委员会会议上也得到了强调），

因此在 11 月的执行委员会会议上成立了广告小组委员会。会议于 12 月 11 日正式召开，一致同意在《柳叶刀》和《英国医学杂志》定期刊登付费广告的价值。此外，每年每月 1/8 页的费用，即 13 次广告插入，对于《柳叶刀》来说大约是 16 英镑，而对于《英国医学杂志》来说费用则要略高一些。会议同意继续广泛发放"一张卡片或小册子"，以简要介绍协会的活动。会议进一步建议，"每年由荣誉秘书酌情使用分配 100 英镑用于广告宣传"[14]。

12 月 19 日执行委员会再次召开会议，发布了一份"修订后的研究生学习证书证明"[15]。尽管有人建议 FM 的执行委员会要求所有医院将研究生讲座和诊所的录取范围限制在 FM 注册学生，但并没有得到普遍支持[16]。

1924 年

1924 年 1 月 23 日总理事会首次会议举行。此前曾提出过一份由 40 名副主席组成的名单（见上文）。名单加上了 2 位新成员，即 Berkeley Moynihan 爵士和多伦多的 RD Rudolf 博士，共增加至 30 名应该被邀请的人；该修正案获得一致通过。其中包括 Rickman Godlee 爵士、Eustace Percy 勋爵、D'Arcy Power 爵士、Charles Sherrington 爵士及 Henry S Wellcome 先生，以期这些

125

人每年都至少进行一次讲座。该活动的目的是为协会增加声望并扩大其影响范围，同时"帮助在国外传播FM的知识"。总体而言，尽管研究生课程进展顺利，但"2周"的强化或进修课程……并不成功。Zachary Cope 在总理事会会议上提出，"请执行委员会认真考虑……在专科医院以适当的时间间隔安排周末专科课程的可能性"[17]。

此时，FM 的宣传（见上文）也引起了极大的关注，同样在 1 月 23 日举行的执行委员会会议上得到了强调[18]。

AGM——1924 年

由于附例有所更改，AGM 于本年 2 月 25 日举行，较往年提早 6 个月。Lane（主席）主持；在一份研究生的"分析"报告中，"他们……有 112 人报名全科课程，其中 99 人参加了专科培训"。66 人来自不列颠群岛，7 人来自皇家海军，17 人来自陆军，其余的来自"自治领、美国、欧洲大陆、日本、南美和其他地方"。秘书们强调了维也纳研究生课程的优秀性，显然许多英国研究生都去了那里！虽然全科课程总的来说参加的人数不多，但参加专科培训的人很多[19]。

126

举办讲座及社会活动的场地

在 1924 年 3 月 25 日举行的总理事会会议上，强调了关于适合举行正式讲座的地点的问题，因为很难（根据 RSM 主席 Hale-White 的说法）在下午 4 点之后于 RSM 获得会议室。因此，提出的备选方案是：在英国卫生研究所（维尔街）、英国放射学和物理治疗协会（维尔贝克街）和救护学院（安妮女王街）举行讲座。此事已转至执行委员会[20]。

下个月，执行委员会成员会见了 Andrew Balfour 博士（后来为爵士）（伦敦卫生和热带医学学院院长），讨论可以改善"海外专业人士接待问题"的措施。他声称，大型医院"缺乏兴趣"。建议将医院，或者最好是酒店［可能是康诺特俱乐部（Connaught Club）］作为备选场地。应成立一个小组委员会，与殖民地办事处、卫生部和自治领政府联系，"以期建立一个……殖民地和自治领医院，可以接收各种病例，包括热带病病例"[21]。

在 1925 年 1 月 29 日提交给总理事会的 1924 年荣誉秘书的报告中指出，当时大约有 50 家医院积极与协会合作，其中 27 家承诺在 1 年中开设一个或多个专科培训项目；他们在过去 12 个月为……53 门专科培训做出了贡献。435 名研究生［215 名来自不列颠群岛（包括 10 名

127

RN 和 12 名陆军），59 名来自印度（其中 20 名是 IMS 成员），38 名来自美国，其余来自 15 名其他国家〕已取得"课程门票"[22]。

AGM——1925 年

会议于 3 月 18 日举行。相关报道的新内容相对较少。会议遗憾宣布了 2 名理事会成员去世的消息：Clifford Allbutt 爵士（皇家内科医师学会会员 FRCP）和 Sydney Russell-Wells 爵士（皇家内科医师学会会员 FRCP）。MA Willis 女士自 FM 成立以来一直担任秘书，由于健康状况不佳，在前一年早些时候已经退休[23]。

6 月 29 日，执行委员会通过了由一个小组委员会编写的报告，该小组委员会负责处理"伦敦研究生学习讨论"中提出的建议。

1. 每隔 6 个月公布一次持有"协会门票"的人在各医院的总出勤表。

2. 每月会在期刊上公布专科培训课程，至少提前 6 个月公布课程。

3. 为那些愿意在内科学和外科领域做特别示范的人准备一份精选名单……

Horder 着手准备了一份医学清单，Paterson 负责外科手术，Hepburn 负责眼科，而 Henry Simson 爵士负责妇科[24]。

在财政委员会（7 月 6 日）的一次会议上，有人提请注意以下几点，其中包括："目前每本包含 26 张全科课程培训门票的书籍，将以每本书 3 英镑 3 先令的价格出售（后来降至 3 英镑）；还应准备好包含 12 张门票的书籍，每本书售价为 1 英镑 10 先令。"委员会还要求计划内的所有医院发送一份从 1926 年 1 月到现在于医院出诊的研究生名单，并尽可能提供研究生的姓名，无论他们是否持有门票[25]。

机构章程和北美广告

1925 年 7 月 20 日，FM 和 PMA 将"章程"于另一次会议提交给执行委员会，财政部长和两位秘书被委派与律师一起讨论这些问题[26]。

Carson 向 7 月 27 日举行的执行委员会特别会议报告了他最近访问加拿大和美国的情况。人们普遍的看法似乎是，FM 没有充分宣传自己，因此计划以优惠的价格在加拿大医学杂志上刊登全页广告[27]。在执行委员会的下一次会议（11 月 2 日）上，Carson 介绍了他对自治领高级专员的访谈，结果是友好而富有成效的；他还提出了一系列关于伦敦研究生培养的建议（具体如下："目标""方法""需求"和"规定"，以及"如何开展并鼓励海外研究生教学"）。他还概述了不同类别从业者的不同需求，并特别关注了海外从业者的需求[28]。这些提议大体上与 FM 内部当前的想法一致。

John MacAlister 逝世

1 个月后（12 月 2 日），执行委员会再次召开会议，宣布 John MacAlister 爵士（前一天）去世，他为建立 FM 做出了巨大的贡献。

Rolleston（执行委员会主席）辞职了，因为他要前往剑桥，有人建议 Rolleston（图 9-2）（未来的主席）接替他的职位。

宣传委员会建议在《印度医学公报》（Indian Medical Gazette）上刊登 FM 课程的广告；至于是否值得在南非和大洋洲的当地医学期刊上刊登广告有待商榷，因为大多数从业者都会阅读英国医学杂志（BMJ），其中大多数是美国医学会（BMA）的成员。很明显，Carson 在广告宣传中扮演着重要角色[29]。

1926 年

1926 年 1 月 28 日召开了总委员会第一次会议（与主席 Lane）。对有关"组织章程"的内容重新进行了相当多的讨论，这些章程是与协会的律师 Pearce Gould 共同起草的。Horder 被提名为执行委员会主席；因此，他将在 2 月 22 日举行的会员年会上参与选举[30]。

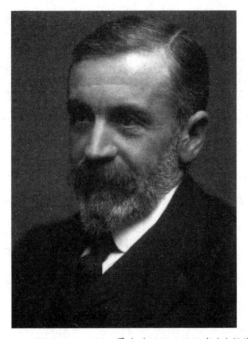

图 9-2 William Hale-White 爵士（1857—1949 年）（经许可转载，引自 Wellcome Library, London）

当时有很多关于临床课和进修课程最低出席率的讨论（少于 8 人不予开课），信件来自如伦敦洛克医院和皇家北方医院[31]。

AGM——1926 年

荣誉秘书的报告首次在 PMI 中发布：511 名研究生（像往常一样提供了他们国籍的"具体信息"：243 人来自不列颠群岛、11 人来自 RN、14 人来自 RAMC、

3 人来自 RAF、11 人来自 IMS、7 人来自英属领地、46 人来自澳大利亚、48 人来自印度、30 人来自美国）在 1925 年已报名课程；1923 年和 1924 年对应的数据分别为 161 人和 399 人。除了 John MacAlister 爵士之外，还宣布了 Louisa Aldrich-Blake 夫人（前委员会成员）的死讯[32]。

1926 年 1 月 27 日研究生委员会举行会议，引起少数听众相当大的关注（见上文）。有人指出授课者只给一两个研究生讲课的困难。经过讨论，会议一致通过：除非达到一定的最低报名人数，否则决定不开设讲座……这应该在教学大纲中予以说明，所有实践和演示将按照宣传的方式进行。

在那次会议上引起注意的另一件事是一封通函（日期为 1925 年 11 月 30 日），该通函是 BMA 发给 FM 许多附属医院的。经过长期讨论，会议一致通过：研究生委员会建议，FM 应该写信给 BMA，并指出，大多数收到这封信的医院已经隶属于 FM，有关研究生教学的活动应由 FM 安排，有关安排的详细情况可从 FM 处获得。

在随后的一次会议上，有人担心伦敦的妇产科专业在研究生教育上没有得到足够的重视；McIlroy 教授是本次讨论的重要人物[33]。

AGM——1927 年

会议于 2 月 28 日举行，Lane 担任主席。财政部长 Hale White 说，"不幸的是……煤炭罢工和随之而来的贸易萧条……影响了一些课程的报名人数，《华尔街日报》成本增加也是其中的原因"。感谢这位即将退休的主席，他自 FM 成立以来首先担任了财务主管，后来又接任了主席。即将上任的财务主管是 JP Lockhart-Mummery，他接替了新主席 Hale-White。荣誉秘书的报告显示，1926 年，535 人（272 人来自不列颠群岛——涉及三个项目，67 人来自印度——包括 IMS，22 人来自英属领地服务机构，42 人来自澳大利亚，25 人来自美国）报名参加了该课程。报告认为，"……伦敦拥有丰富的临床资源和介于东西方之间的理想地理位置，应该成为世界的研究生中心，人们有理由相信伦敦会成为这样的中心，因为研究生教学更需要合作，研究生教育机会应该更加广为人知"。在 3 月 21 日举行的总理事会会议上，热烈地讨论了在最近 AGM 会议上批准的修订细则。有人认为，"……理事会的职能将受到严重限制，将成为橡皮图章"[34]。

在 3 月 7 日的执行委员会会议上宣布，一个由加拿大医生组成的团体提议于 7 月访问伦敦 3 天，并希望为他们提供观摩研究生工作的机会[35]。

此时该组织的高级成员非常关心 FM 广告的问题。

在随后的执行委员会会议（10月3日）上，FM决定继续与Mitchell广告公司合作[36]。1927年12月5日，再次召开会议，来自英国医学水疗研究委员会荣誉秘书来信要求寻找"愿意为协会做水疗讲座"的授课者。另一封威斯敏斯特医学院院长的信件指出，"反对女性和有色人种毕业生参加他们的专科课程培训"。此事由Paterson处理，他在随后的一次会议上建议，"参加人员仅限于欧洲血统的男性毕业生！"还提及在当时看来协会的财务状况是良好的（这在11月21日财务委员会会议上得到了证实）。荣誉财务主管Lockhart-Mummery表示，自成立以来，直到1927年12月31日，协会将分发12 932英镑3先令给附属医院[37]。

在3月5日的另一次执行委员会会议上，Horder宣布将辞去主席一职。FM在伦敦以外并非为人所知，因此协会决定联系伦敦附近的省级医学协会秘书[38]。

在一封致全英国所有地方和省级医疗协会的通函中概述了加入FM的好处（每年1英镑1先令）：①PMJ的副本；②免费在PMJ中发布公告；③提供授课者来发表论文或进行讨论的机会。对各附属协会的个人会员的好处是：①入会费用降低到7先令6便士，其中包括PMJ；②任何报名FM宣传的课程的人，可按广告费用的10%减免课程费；③PMJ将收到捐款；④课程费（每月、每两个月、每季度、每半年或每年）可减价 10%。鉴于 Clifford-Turner（FM 律师）的评论，这些规则在下次会议上略做修改[39]。

AGM——1928 年

总理事会于 2 月 27 日在 AGM 前召开，荣誉秘书汇报了 1927 年 FM 的事务。今年又是成功的一年，培训课程受到好评。秘书们强调，大多数讲座都没有在 PMJ 上发表。自 1919 年以来，FM 向合作医院配发了 13 329 英镑。AGM 在当天晚些时候举行了会议，会议记录再次刊登在 PMJ 上[40]。

AGM——1929 年

会议于 2 月 25 日举行，与往常一样，主要内容是荣誉秘书进行汇报。报名所有课程的"门票"总数为 740 张。在参加课程的 506 名研究生中，247 名（包括陆海空三军）来自不列颠群岛，65 名来自印度（包括 IMS），38 名来自澳大利亚，30 名来自美国[41]。像往常一样，报告中列出了参加培训者的国籍。

无票上课的研究生怎么办？这个问题再次引起了研究生委员会的关注。在接下来的执行委员会会议上，大家一致同意写信给各附属医院的代表，要求他们采取措施制止未报名的研究生参加培训[42]。

宣布将在婴儿学术周期间由 McIlroy 教授为医务卫生

人员组织专科培训[43]。在 1929 年 4 月 17 日举行的研究生会议上讨论了针对专业医师开设的"强化"课程。事实证明，在 1924 年，已有 5 家综合医院开设此类课程：皇家北方医院于 1926 年停止开设，伦敦禁酒医院和汉普斯特德综合医院取代普通医院 1925 年的培训课程，后者课程于 1928 年 12 月"完全停开"。两家首创培训的医院，即威斯敏斯特和威尔士亲王综合医院，仍在举办强化课程。玛丽皇后医院（Queen Mary's Hospital）于 1925 年加入该培训计划，因此共有 3 个医院开办培训项目[44]。5 月 6 日执行委员会会议建议写信给其他几家综合医院，邀请它们开设此类课程[45]。

在接下来的执行委员会会议上（7 月 1 日），宣读了大不列颠南斯拉夫协会的一封信（Jugoslav Society of Great Britain），询问 FM 是否会为 200 名五年级医学生和医生开设一门课程；尽管明显存在一些小问题，这一倡议仍然受到了欢迎[46]。

财务问题再现

1929 年 11 月 21 日的财务委员会会议指出财政收支每况愈下，并提出以下建议。

1. 鼓励开设全科课程。

2. 含有 12 张"课程票"的图书价格增加到 2 英镑（从

30 先令），含有 26 张的价格增加到 4 英镑（从 3 英镑）。

3. 临床演示不收取费用。

4. 应允许 15% 的 FM 成员参加 MRCP 的专科课程[47]。

所有这些建议都被下一次的执行会议（1929 年 12 月 2 日）接受[48]。

AGM——1930 年

1930 年会员年会于 3 月 31 日举行。荣誉秘书的报告以 FM 的历史开头。他们强调 FM 已经存在了整整 10 年，并提醒与会人员，1919 年 1 月 19 日，MacAlister 说服 Osler 接受了联合医学联谊会的主席职位（Presidency of the Allied Fellowship of Medicine）（见第 4 章）。该协会成立的目的是为来自自治领和美国的海外医官提供医疗指导。1919 年 10 月，FM 和 PMA 合并（见第 5 章）。在 1929 年，606 名研究生（包括不列颠群岛 289 人、印度和 IMS104 人、美国 42 人和澳大利亚 40 人）全部参与了全科课程和专业课程培训项目[49]。

三场执行委员会会议（1930 年 5 月 5 日、6 月 2 日和 7 月 7 日）集中讨论最终的 FRCS（Louisa McIlroy 夫人认为应该在伦敦医学会举行）和 MRCP 课程。在当时，MRCP 课程在协会事务中占主导地位的领域（见下文）[50]。在 10 月 6 日的执行委员会会议上，通报了 Carson 主席于 8 月下旬去世的消息[51]。

137

AGM——1931 年

会议于 4 月 13 日在 RSM 举行。荣誉秘书汇报了关于 1930 年的工作情况，共有 642 名研究生（351 名来自不列颠群岛、91 名来自印度和 IMS、47 名来自澳大利亚和 28 名来自美洲／美国）参加了课程[52]。

据 5 月 4 日的执行委员会会议记录，WB Gabriel 希望辞去荣誉编辑的职务（见第 18 章）；Louisa Mcllroy 夫人将接任；在后续的会议上，她接受了这一职务，但只同意担任联合编辑。Hope Charlton 和 Ernest Griffiths 曾提议应该在艾伯特码头医院举办一场关于骨折治疗的示范讲座，该提议得到认可[53]。

在 10 月 5 日的执行委员会会议上，再次讨论了 FM 的未来；"……有人认为 FM 应该在目前的路线上尽可能积极且节俭地继续工作，并应该向委员会成员寻求增加协会活动的建议，将提交执行委员会审议"[54]。

1923—1930 年的其他事项

FM 扩展到各省

读者现在应该不会怀疑成立 FM 的首要目的是为了促进大都市的研究生教育了。在两个协会合并约 10 年后，FM 显然认为应该将其扩展到各省。1926 年 12 月，宣传委员会向执行委员会建议，协会可以在各省开展研究生工作[55]。1927 年 3 月召开的执行委员会会议再次提出省级医院开展讲学的问题。尽管尚未收到任何请求，但《柳叶刀》和《英国医学杂志》已经刊登相关消息，内容是协会很高兴收到省级学校和医学协会希望从伦敦聘请授课者的消息[56]。同年 11 月，执行委员会再次召开会议，省级讲学问题再次受到关注；大家一致同意尽一切努力鼓励这种做法，但由于协会的财务状况，"……实际支付的费用应该留给有关的省级协会考虑"[57]。

MRCP 和 FRCS 课程的建立

既然 FM 的课程已经安排妥当，FM 成员认为，研究生培训内容应包括如何以最好的成绩通过私人医学顾问考试的指导课程。

首先设立的是 MRCP 课程。在 1926 年 3 月 15 日举行的总理事会会议上，Paterson 提到了一个重要的进展："……协会将为 MRCP 考试组织相应的培训[58]……1929 年 3 月执行委员会会议批准了 MRCP 夜间培训费用为 6 英镑 6 便士（或每次讲座 10 先令 6 便士）[59]。"

在 1930 年 3 月 31 日的一次理事会会议上，Whiting 通过信件询问：①是否可以为最终的 FRCS 安排一门课程；②是否可以在假期期间，在"综合和专科医院"为乡村医生安排一系列强化培训；③是否能够就全科培训设立轮流制[60]。在随后的 5 月 5 日、6 月 2 日、7 月 7 日和

10月6日举行的执行委员会会议上，广泛讨论了为FRCS期末考试设置的课程[61]。

1930年12月1日执行委员会会议对最终FRCS课程进行了"总结分析"；这些都是在伦敦医学协会举行的，许多方面仍有不足，如授课时间太晚（晚上10:15或10:30结束）[62]。

来自惠康信托基金（Wellcome Trust）的投资

在1928年4月2日的会议上，讨论了一封"惠康科学研究局局长（Daukes博士）概述科学研究局和FM之间合作的计划书"。这种合作关系被证明是卓有成效的，并且在秋季的几个月里将开展"极具特色的临床演示培训"[63]。

合并

一段时间以来，协会一直在考虑申请合并的问题。1929年2月4日的执行委员会会议通过了以下决议："联合会应成立为非盈利有限公司或友好的社会组织，并由执行委员会来实施[64]。"该决议随后在2月25日举行的1929年AGM大会上获得通过。然而，这还需要几年时间才能实现（见第16章）！

FM的接待酒店

在此期间，会议记录中反复提及接待酒店，即其位于伦敦西区罗素广场的帝国酒店（Imperial Hotel,

Russell Square，London W1）。在 1927 年 1 月 3 日的一次执行委员会会议上，由 D'Arcy Power 爵士、A Cox 博士、Andrew Balfour 博士和 AP Birtwistle 先生组成的研究生接待团获准被接见。他们的目的是寻求 FM 的财政支持，以发展对外社交方面。然而，Arbuthnot Lane 主席表示，虽然 FM "对接待酒店目标表示理解"，但由于 "缺乏资金"[65]，目前无法提供帮助。此时人们似乎对接待酒店（所需）的费用感到非常担忧[66]。

几家主要机构退出 FM

不利的一面。据报道，在 1924 年 10 月 22 日的执行委员会会议上，大学学院医院医学院将退出 FM[67]。1 年后，圣乔治医院医学院院长也写了一封信 "选择退出该计划"[68]。在 1926 年 11 月 1 日的一次行政会议上，宣布了一个不幸的结果，即圣托马斯医院与 FM 的合作被撤销，因为它们无法令人满意地将本科生教学和研究生教学结合起来[69]。另一家主要的教学医院（威斯敏斯特医院）从 FM 撤出了其为研究生提供的设施。1927 年 5 月 2 日举行的执行委员会会议上宣布了这个消息。后来，圣玛丽医院也决定 "退出计划"[70]。一个常被提及的原因是难以在几家医院为印度学生安排研究生学习。因此，会议决定停止在《印度医学公报》上刊登培训广告[71]。

在 1928 年 5 月 2 日的会议上，伦敦妇女医学院和皇

141

家自由医院（Royal Free Hospital）退出了该计划，因为很难同时教授"本科生和研究生"[72]。据随后的执行委员会会议（1929 年 1 月 7 日）记录，皇后广场国立医院希望终止与 FM 的合作。这次给出的理由是，"目前的考勤安排……似乎并不令人满意"[73]。

参考文献与注释

[1] Minute Book 2 : 1–7.

[2] Ibid. 9–19.

[3] Ibid. 21–31.

[4] Ibid. 33–7.

[5] Ibid. 39–41.

[6] Ibid. 43–53.

[7] Sir William Arbuthnot Lane, Bt, FRCS (1856–1943) was consultant surgeon to Guy's Hospital, the Hospital for Sick Children, Great Ormond Street, and the French Hospital. He was also President of the New Health Society. [*See also:* AAG Morrice. Lane, Sir William Arbuthnot, first baronet (1856–1943). In: HCG Matthew and B Harrison (eds) *Oxford Dictionary of National Biography.* Oxford: Oxford University Press 2004: 32: 442–4; *Plan's Lives* 1930–51: 464–7; WE Tanner. *Sir W. Arbuthnot Lane, Bart. CB, MS, FRCS:*

his life and work. London: Baillière, Tindall and Cox 1946: 192; TB Layton. *Sir William Arbuthnot Lane, Bt. CB, MS: an enquiry into the mind and influence of a surgeon.* London: E&S Livingstone, Ltd 1956: 128; WA Lane. *The Prevention of the Diseases Peculiar to Civilization.* London: Faber and Faber 1931: 99.]

[8]　Op. cit. *See* Note 1 above: 55–7.

[9]　Ibid. 61, 63–73, 75–9.

[10]　Ibid. 81–3.

[11]　Ibid. 85.

[12]　Ibid. 87–92.

[13]　Ibid. 93–107.

[14]　Ibid. 109–11.

[15]　Ibid. 136.

[16]　Ibid. 113–22.

[17]　Ibid. 123–8, 139.

[18]　Ibid. 129–36.

[19]　Ibid. 137–9.

[20]　Ibid. 142–5.

[21]　Ibid. 160–3.

[22]　Ibid. 172–6.

[23]　Ibid. 186–91.

[24]　Ibid. 200–4.

[25]　Ibid. 205–6, 224.

143

[26] Ibid. 207–10, 230–2.

[27] Ibid. 211.

[28] Ibid. 214–17, 223.

[29] Ibid. 218–23; Sir William Hale-White, FRCP (1857–1949) was a consulting physician to Guy's Hospital. He was President of the Royal Society of Medicine (1922–24). He gave the Croonian (1897) and Harveian (1927) orations at the RCP, and wrote extensively; much of his output being devoted to the history of medicine. [*See also:* M Campbell and A McConnell. White. Sir William Hale (1857–1949). In: HCG Matthew and B Harrison (eds) *Oxford Dictionary of National Biography.* Oxford: Oxford University Press 2004: 58: 635–6; Anonymous. *Munk's Roll* 4: 329.]

[30] Op. cit. *See* Note 1 above: 229–33.

[31] Ibid. 234–6.

[32] Ibid. 244–8; HJ Paterson and AJ Whiting. The Fellowship of Medicine: report of the Honorary Secretaries for the year 1925. *Postgrad Med J* 1926: 1: 82–3.

[33] Ibid. 249–51, 255.

[34] Ibid. 281–6, 290–1.

[35] Ibid. 287–9.

[36] Ibid. 317–20.

[37] Ibid. 324–9, 332–3.

[38] Ibid. 339–40.

[39] Ibid. 341–4, 347.

[40] Ibid. 348–52, 353–8; HJ Paterson and AJ Whiting. The Fellowship of Medicine: report of the Honorary Secretaries for the year 1927. *Postgrad Med J* 1928: 3: 125–7.

[41] Ibid. 375–7.

[42] Ibid. 364, 365–6.

[43] Ibid. 378–81.

[44] Ibid. 384–5.

[45] Ibid. 386–7.

[46] Ibid. 390–2.

[47] Ibid. 397–8.

[48] Ibid. 399–400.

[49] Ibid. 410–13.

[50] Ibid. 416–18; 419–20, 421–3.

[51] Ibid. 424–5.

[52] Ibid. 435–8.

[53] Ibid. 440–1, 442–3.

[54] Ibid. 447–50.

[55] Ibid. 267–71.

[56] Ibid. 287–9.

[57] Ibid. 321–3.

[58] Ibid. 237–40.

[59] Ibid. 378–81, 382–3, 421–3.

[60] Ibid. 408–9, 414–15.

[61] Ibid. 416–18, 419–20, 421–3, 424–5.

[62] Ibid. 427–30.

[63] Ibid. 341–2, 346.

[64] Ibid. 370–2, 375–7.

[65] Ibid. 274–6; Anonymous. *Postgrad Med J* 1926: 1: 181; AP Bertwistle. *Postgrad Med J* 1926: 2: 15; [*See also:* A Robinson. Our duty to Colonial Visitors. *Postgrad Med J* 1927: 2: 81–3.]

[66] Op. cit. *See* Note 1 above: 287–9, 292–4.

[67] Ibid. 155–9.

[68] Ibid. 218–23.

[69] Ibid. 260–2, 267–8.

[70] Ibid. 296–7.

[71] Ibid. 298–301.

[72] Ibid. 345–7.

[73] Ibid. 367–9, 384.

Report of the Government's Postgraduate Medical Education Committee (April 1930), and the opening of the Postgraduate School

第 10 章 政府研究生医学教育委员会报告（1930 年 4 月）与研究生院的开办

1925 年 7 月，时任卫生部长 Neville Chamberlain [1] 宣布成立一个委员会以解决 "医学研究生问题"。BMJ 在一篇主要文章中将为制订 "以伦敦为中心的研究生医学教育的可行计划" 而成立的杰出委员会名单公布：W Arthur Robinson 爵士、George Newman 爵士（第一任首席医疗官员，卫生部代表）、Dawson of Penn 勋爵（图 10-1 ）[2]、Humphry Rolleston 爵士、John Bland-Sutton 爵士 ❶、Thomas Horder 爵士（后来为勋爵 ）（图 10-2 ）[3]、George Blacker 爵士、RA Bolam 博士（后来为爵士 ）、

---

❶ John Bland-Sutton 爵士后来辞职，取而代之的是 Moynihan 勋爵。

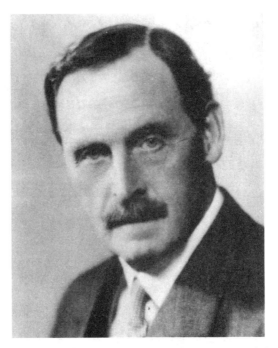

图 10-1　第一代 Dawson of Penn 子爵（1864—1945 年）
（经许可转载，引自 Wellcome Library, London）

HG Dain 博士、Herbert J Paterson 先生（FM 荣誉秘书）、
John Parkinson 博士（后来为爵士）、HL Eason 先生、
Hugh MacLean 教授、AE Webb-Johnson 先生（后来为
勋爵）[4]。

　　作者指出，Athlone 委员会在 1921 年的报告（见第
8 章）中提出的两项建议之一已经实现，即建立（由洛克
菲勒基金会慷慨资助）伦敦卫生和热带医学学院[5]。然

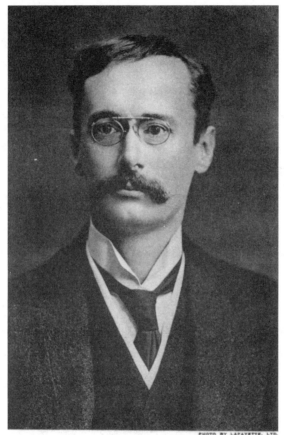

SIR THOMAS JEEVES HORDER, M.D., B.Sc.,
F.R.C.P.

BORN 1871. EDUCATED ST. BARTHOLOMEW'S HOSPITAL. PHYSICIAN
IN ORDINARY TO THE PRINCE OF WALES. PHYSICIAN TO ST.
BARTHOLOMEW'S HOSPITAL. PHYSICIAN CANCER HOSPITAL, FULHAM.
HAS MADE SOME VALUABLE CONTRIBUTIONS TO MEDICAL SCIENCE
AND BACTERIOLOGY.

图 10-2　第一代 Horder of Ashford 男爵（1871—1955 年）（经许可转载，引自 Wellcome Library, London）

而，另一项建议，即在伦敦市中心建立一所医学院并没有完成，也没能成立一个用于行政和社会事务的中央办公室。这篇匿名文章继续写道，"无疑将考虑到 FM 正在进行的工作"。文章还提醒 BMJ 的读者，"在（伦敦以外的）其他许多中心，当地大学（如布里斯托、伯明翰、曼彻斯特、爱丁堡和格拉斯哥）的研究生医学教育同样值得关注"。

2 周后，BMJ 发表了另一篇重要文章，作者强调，"由 FM 之前在 3 月召集的一次会议，海军和陆军代表就其相关部门为医务人员的安排进行报告，但是此发言几乎没有对解决普通市民的医疗问题提供指导"。这篇文章提到了可能对该项目感兴趣的其他机构（除了卫生部）：教育委员会、殖民办公室和印度办公室。尽管 Athlone 委员会在报告中提出了明确的建议，但 20 世纪 20 年代大多数情况下初期的财政问题依旧妨碍了这些建议的执行。

直至 1925 年，Chamberlain 觉得必须有所作为。1926 年 6 月 17 日，伦敦所有的教学医院都收到了一封信函，询问它们是否已准备成为伦敦的研究生医院，这将使它们不再进行本科教学；因此最终遭到拒绝。西伦敦医院（拥有 275 张床位）则自愿加入，同时 Moynihan（PRCS）和 Rolleston（PRCP）向 Chamberlain 表述了它们的看法。然而，将这所医院转变为研究生教学医院将花费巨大。Chamberlain 委员会随后讨论了在 Camberwell、Lambeth、Lewisham 及 Wandsworth 利用当地医院的可能性。最终，1930 年的报告支持了 LCC 的哈默史密斯医院（Hammersmith Hospital）（位于伦敦郊区）成为研究生教学医院，该医院将得到政府拨款（来自 HM 财政部）。结果，由于 1932 年的经济问题，250 000 欧元的预期拨款缩减至 100 000 欧元，使得整个计划处于风险之中。

1930 年的报告（图 10-3）于同年 4 月正式提交给卫生部（自 1929 年 6 月起，Rt Hon.Arthur Greenwood，MP）（在委员会成立近 5 年后）。

显然，委员会已注意到（这些问题）并同意了 1921 年 Athlone 报告中所载的大多数建议。伦敦市中心急需建立一所研究生医院和医学院。然而建立并维护一所新机构的成本（以 LSHTM 为例）令人望而却步。这使得将一所没有本科教学的医院进行改造成为最好的选择。因此，委员会对西伦敦医院进行了仔细的长期研究，但改建该医院的费用将极其昂贵，因为该医院目前的床位数远远少于所需的 400 张，而且占地面积仅为 2.5 英亩。委员会估计费用将超过 400 000 英镑，加上每年大约 100 000 英镑的维护费用。此外，尚无法确定这些巨额资金的潜在来源。

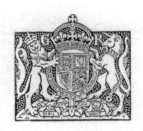

MINISTRY OF HEALTH.

REPORT

OF THE

POSTGRADUATE MEDICAL
EDUCATION COMMITTEE.

*Presented by the Minister of Health to Parliament by Command
of His Majesty*

April, 1930.

LONDON:
PRINTED AND PUBLISHED BY HIS MAJESTY'S STATIONERY OFFICE
To be purchased directly from H.M. STATIONERY OFFICE at the following addresses:
Adastral House, Kingsway, London, W.C.2; 120, George Street, Edinburgh;
York Street, Manchester; 1, St. Andrew's Crescent, Cardiff;
15, Donegall Square West, Belfast;
or through any Bookseller.

1930
Price 9d. Net.

Cmd. 3535.

图 10-3 "研究生医学教育委员会报告"的标题页，1930 年 4 月

152

因此，在 1930 年委员会考虑将"伦敦现有的一家公立医院转换为研究生教学医院的可能性，根据 1929 年的《地方政府法案》，该医院将在 1930 年成为郡议会（LCC）医院"。"不仅在财务方面，而且在医疗和行政方面，将哈默史密斯医院（Hammersmith Hospital）（现有 400 张床位，占地 14 英亩）改造为以伦敦为中心的研究生医学教育是切实可行的"意见达成一致。这种改造的成本为 200 000～250 000 英镑。他们的结论是，"应在医院为部分学生提供住宿设施，主要在伦敦医疗和社会中心的单独宿舍楼"。

在委员会成员看来，他们已经完成了目标："伦敦应该为大不列颠、帝国和世界的研究生提供最好的指导和最诚挚的欢迎，这是一个伟大的医学教学和实践中心所能提供的 [6]。"

英国（后来为皇家）研究生医学院成立

英国研究生医学院最终于 1935 年成立（即在委员会报告发表 5 年后），Francis Fraser 担任医学教授，但这是在 LCC 将政府的拨款与自身的一笔拨款相匹配之后。新机构（BPMS）于 1935 年 5 月 13 日由乔治五世国王（玛丽女王陪同）开办。第二天，《泰晤士报》报道了这所新学校、门诊部和"额外提供的外科和产科病房"，

153

这将在伦敦成为促进知识发展的中心。促进临床领域和医学实践所依赖的相关科学领域的发展，基础科学将得到进一步发展，并为调查和研究提供机会。BPMS 也将提供短期培训课程，医生可以通过这些课程不断更新知识。Austen Chamberlain 爵士（包括 Horder 勋爵在内的理事会主席）提醒与会者，14 年前，阿斯隆报告（Earl of Athlone 出席了此次仪式）已经出版，现在多亏了政府、伦敦大学和 LCC 的合作，他继续说道，"我们的雄心是让这所学校成为英国的医学中心"。国王在主持新学校的开幕式时提醒观众，阿斯隆委员会还建议成立 LSHTM，这要归功于洛克菲勒基金会的帮助，该项目在几年前同样取得了成果。英国研究生医院和医学院坐落于哈默史密斯的杜坎路（Ducane Rood, Hammersmith），远离大都市中心 [7]。Booth 介绍了该开幕仪式，以及哈默史密斯风险项目的早期（情况）[8]。

参考文献与注释

[1] Rt Hon. (Arthur) Neville Chamberlain, MP, FRS (1869–1940) represented two Birmingham Divisions in Parliament. He was the second son of the Rt Hon. Joseph Chamberlain (Secretary of State for the Colonies, 1895–1903). Chamberlain was Minister of

Health (1923, 1924–29, and 1931). He became Prime Minister and First Lord of the Treasury (1937–40). [*See also:* AJ Crozier. Chamberlain, (Arthur) Neville (1869–1940). In: HCG Matthew and B Harrison (eds) *Oxford Dictionary of National Biography.* Oxford: Oxford University Press 2004: 10: 934–55.]

[2] Bertrand Edward Dawson, FRCP, GCVO, KCB, KCMG 1st Viscount Dawson of Penn (1864–1945) was a physician to the London Hospital. He became Physician-Extraordinary to King Edward VII in 1907, and Physician-in-Ordinary to George V in 1914. In January 1936 he was to write the celebrated bulletin: 'the King's life is drawing peacefully to a close'. He also became head of the medical households of Edward VIII, George VI and Queen Mary. [*See also:* S Lock. Dawson, Bertrand Edward, Viscount Dawson of Penn (1864–1945). In: HCG Matthew and B Harrison (eds) *Oxford Dictionary of National Biography.* Oxford: Oxford University Press 2004: 15: 547–50; Anonymous. *Munk's Roll,* 4: 446–9; F Watson. *Dawson of Penn.* London: Chatto and Windus 1950: 344; GC Cook. The practice of euthanasia at the highest level of Society: the Lords Dawson (1864–1945) and Horder (1871–1955). *J Med Biog* (in press).]

155

[3] Thomas Jeeves Horder, FRCP, GCVO 1st Baron Horder of Ashford (1871–1955) received his medical education at St Bartholomew's Hospital and was a housephysician at his teaching hospital and the Hospital for Sick Children; he was appointed to the staff of the Royal Northern Hospital. Later, appointed assistantphysician at Barts, he subsequently became senior physician there in 1921. His patients included: Kings George V and VI, Queen Elizabeth II, Bonar Law and Ramsay MacDonald. He became chairman of numerous committees. [*See also:* LJ Witts. Horder, Thomas Jeeves, first Baron Horder (1871–1955). In: HCG Matthew and B Harrison (eds) *Oxford Dictionary of National Biography.* Oxford: Oxford University Press 2004: 28: 106–8.]

[4] Anonymous. New departmental committee on post-graduate education. *Br Med J* 1925: ii: 266–7; Anonymous. Towards a solution of the post-graduate problem. *Br Med J* 1925: ii: 351; Editorial notes. *Postgrad Med J* 1925: 1: 2–4. [*See also:* A Robinson. Our duty to Colonial Visitors. *Postgrad Med J* 1927: 2: 81–3; Anonymous. Proposed developments of post-graduate facilities. *Postgrad Med J* 1927: 2: 173.]

[5] GC Cook. The London School of Hygiene and Tropical Medicine, and the Ross Institute and Hospital for

Tropical Diseases. In: *From the Greenwich Hulks to Old St Pancras: a history of tropical disease in London.* London: Athlone Press 1992: 242–66; A May. *London School of Hygiene and Tropical Medicine 1899– 1999.* London: London School of Tropical Medicine 1999: 40.

[6]　Op. cit. *See* Notes 4 and 5 above.

[7]　Anonymous. Progress in Medicine: new school opened by the King: Imperial Centre of Research. *The Times.* London 1935: 14 May: 13; Anonymous. British Post-Graduate Medical School: opening by the King. *Br Med J* 1935: i: 1044–5; G Rivett. Postgraduate education and the British Postgraduate Medical School. In: *The Development of the London Hospital System 1823– 1982.* London: King Edward's Hospital Fund for London 1986: 211–14; CE Newman. A brief history of the Postgraduate Medical School. *Postgrad Med J* 1966: 42: 738–40.

[8]　CC Booth. Half a century of science and technology at Hammersmith. In: *Doctors in Science and Society.* London: BMJ Publishing 1987: 263–91.

*Disappointment – the 1930 Report
ignores the FM and most of its
deliberations, and poor relationships
with the new Postgraduate School*

第 11 章 失望：1930 年的报告忽略了 FM 审议意见，以及与新研究生院的糟糕关系

读者现在应该清楚了，两份政府报告（见第 8 章和第 10 章）包含了 FM 会议上提出的许多建议，这两份报告促成了 BPMS 的建立。那么，为什么这个开创性的组织既未能在报告中得到承认，也没能正式代表英国（后来为皇家）研究生医学院委员会？在这一章中，我试图从 FM 的角度回答这个问题。

1930 年报告的背景

在 1925 年 7 月 20 日召开的执行委员会会议上，Thomas Horder 爵士曾表示，"卫生部长 Neville Chamberlain 提议在本周内成立一个委员会，以考虑是否执行 Athlone

委员会的决议"（见第 8 章）[1]。同年 10 月 7 日的会议上，高级荣誉秘书 Paterson 宣读了一封他寄给 Bolam 博士，关于荣誉官员会议和 BMA 的信："……鉴于卫生部任命了专门委员会来审议在伦敦攻读研究生的问题（他说），委员会认为，明智的做法是推迟审议你提出的友好且重要的建议，直到卫生部的委员会宣布其建议之后[2]……"

　　1927 年 1 月 31 日，FM 理事会召开会议，HW Carson（后来为执行委员会主席）表示，"希望卫生部研究生学习委员会不要忘记 FM 的主张，因为该委员会的 3 名成员与其密切相关"。在此之后，……Paterson 说，"如果卫生部不利用协会的现有机制，他将感到惊讶的"[3]。鉴于"预计卫生部长将很快提交关于研究生教育的报告"，Paterson 认为最好推迟合并（见第 16 章），如果合并（建议）被接受，将禁止协会开办招待酒店，希望部长……也许希望协会能够承担类似中央调查局一样的责任[4]。

　　在同年 7 月 12 日的执行委员会会议上，讨论了卫生部的一项声明，大意是"西伦敦医院将成为新的由卫生部主管伦敦中央研究生医院"，主席 Thomas Horder 爵士表示，"关于可用资金或医院实际实施计划的细节尚未确定"。回顾历史，这份声明包含了大量信息，这些信息已收载于 1930 年研究生医学教育委员会的报告中（见第 10 章）[5]。

10 月 3 日的执行委员会会议宣读并讨论了 Horder 给卫生部长研究生委员会秘书 LV Brock 的一封回信（7 月 27 日）（图 11-1 和图 11-2）。Brock 在信中预言道："我认可协会在许多问题上表达观点的能力……关于研究生教育的问题，但当涉及财政问题时，在我看来他们似乎本就没有这些能力。"会议一致同意，"应该让主席 Horder 来陈述办会费用"[6]。

既成事实

Paterson（现任执行委员会主席）在 1931 年 FM 年度大会上表示，"希望在 1932 年 9 月在杜坎路开设新的研究生医院"。他继续说，"不赞成在新任命的管理委员会中不设 FM 代表，并且在讨论过程中 Mortimer Woolf 建议……指派 Paterson 就此事与卫生部长交涉"[7]。

因此，事后 Chamberlain 委员会将财政作为压倒一切的优先考虑事项。准备淡化 FM 已经取得的所有成就，但吸收了 FM 的大部分（可能是全部）建议。很明显，尽管 FM 为大都市（及其他地区）的研究生医学教育做出了重要贡献，但仍然处于"微弱"地位，并且永远不会成为这个竞争激烈的场景中的主要参与者。毕竟，开办研究生医院和医学院确实需要大量资金。

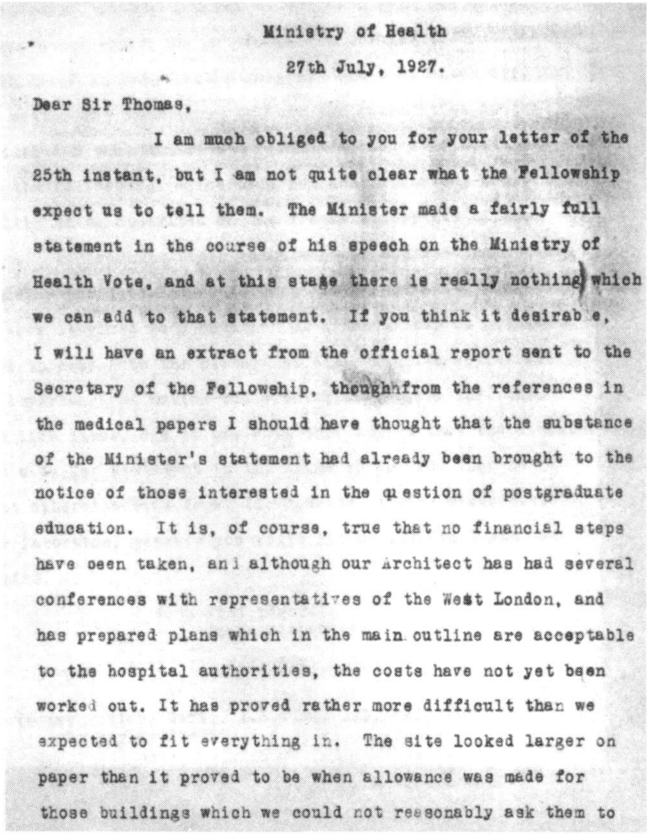

Ministry of Health

27th July, 1927.

Dear Sir Thomas,

I am much obliged to you for your letter of the
25th instant, but I am not quite clear what the Fellowship
expect us to tell them. The Minister made a fairly full
statement in the course of his speech on the Ministry of
Health Vote, and at this stage there is really nothing which
we can add to that statement. If you think it desirable,
I will have an extract from the official report sent to the
Secretary of the Fellowship, though from the references in
the medical papers I should have thought that the substance
of the Minister's statement had already been brought to the
notice of those interested in the question of postgraduate
education. It is, of course, true that no financial steps
have been taken, and although our Architect has had several
conferences with representatives of the West London, and
has prepared plans which in the main outline are acceptable
to the hospital authorities, the costs have not yet been
worked out. It has proved rather more difficult than we
expected to fit everything in. The site looked larger on
paper than it proved to be when allowance was made for
those buildings which we could not reasonably ask them to

图 11-1　1927 年 7 月 27 日 LV Brock 写给 Thomas Horder 爵士
（后来为勋爵）于 7 月 25 日来信的回信

reconstruct. Still, I think we can find room for all the
accommodation which the Sub-Committee thought to be necessary,
though there is very little margin. But this after all,
is a matter for discussion between the authorities of the
hospital and the Minister's Committee, and I do not think
that the Fellowship, which will not contribute any money, have
any claim to be consulted on the financial aspects of the
scheme. I recognise their competence to express their views
on many other questions regarding the postgraduate education,
but when it comes to a question of finance they do not seem
to me to come into the picture at all. I quite appreciate
the importance of making the profession realise that this
is a live issue, and it was with this object that the Minister
made a fuller statement in the House of Commons than he
might otherwise have done. If, however, I have misunderstood
your intention, perhaps you would let me know what you had
in mind.

                    With kind regards,
                    Yours sincerely,

                    Sgd: L.V. BROCK

Sir Thomas Horder, Bart., K.C.V.O., M.D., F.R.C.P.,
        141, Harley Street, W.1.

图 11-1（续） 1927 年 7 月 27 日 LV Brock 写给 Thomas Horder
爵士（后来为勋爵）于 7 月 25 日来信的回信

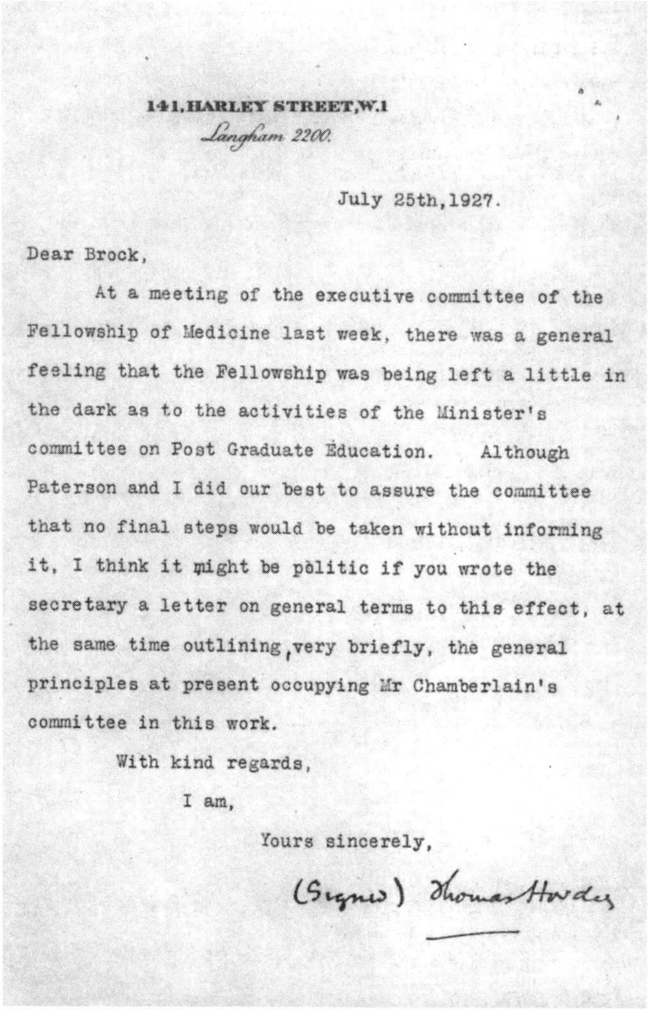

141, HARLEY STREET, W.1
Langham 2200.

July 25th, 1927.

Dear Brock,

At a meeting of the executive committee of the Fellowship of Medicine last week, there was a general feeling that the Fellowship was being left a little in the dark as to the activities of the Minister's committee on Post Graduate Education. Although Paterson and I did our best to assure the committee that no final steps would be taken without informing it, I think it might be politic if you wrote the secretary a letter on general terms to this effect, at the same time outlining very briefly, the general principles at present occupying Mr Chamberlain's committee in this work.

With kind regards,

I am,

Yours sincerely,

(Signed) Thomas Horder

图 11-2 Thomas Horder 爵士（后来为 Horder 勋爵）的信（见第 10 章），要求政府研究生委员会秘书在 Chamberlain 即将发表的 1930 年报告中提供最新结果的详细信息

FM 的忧郁和沮丧

因此，在这个阶段，有人提出了这样一个问题：是否需要 FM 及新的研究生院？[8] 根据 1931 年 11 月成立的审查小组委员会的报告 "……修改 FM 的未来政策，但已经确定新组织 BPMS 肯定会按原计划成立，而不参考 FM 的建议"。此外，"已经产生的影响是，据说新机构将向 FM 表示非常明确的反对意见"。如果协会的活动有所增加和改变，FM 将有继续生存的空间。因此，Woolf 和 Ryan 建议如下。

- 与 Dysart Hotel（FM 的招待所）重新开始谈判，以组建一个社团。
- PMJ 性质的改变。
- 支持研究生工作方法的改变。
  - 不应以医院为中心，而应以选定的医学顾问为中心。全科工作（即协会的全科课程）感觉将由新的研究生院接管，协会未来在这个方向上的活动将自行停止。未来（如果有的话）在于组织专科课程（如 MRCP 和 FRCP 课程）。此外，"提供眼科、喉科、麻醉科、手术等专科培训，以及个人辅导" 也应成为 FM 活动的一部分[9]。

在 1933 年 11 月 27 日的执行委员会会议上，主席

Paterson 报告称，"他没有收到有关加入英国研究生院管理机构的邀请函，尽管他已经（通过）非正式地（方法）了解到，学校章程不允许邀请 FM 的官方代表，因此以私人身份向他发出邀请是未来向 FM 表示友好的姿态"。这次会议似乎无法对 Paterson 是否接受邀请得出结论[10]！在接下来的会议上，Paterson 报告称，"他咨询了未出席上次会议的成员，多数人支持他接受邀请，他也这样做了"。他向该委员会保证，"如果发现他在学校管理机构的职位影响了协会的工作，他一定会主动辞职"[11]。

165

FM 与 BPMS 的关系仍然是一个极具争议的问题。1 年后，在执行委员会的一次会议上，主席（仍然是 Paterson）报告称"他有理由相信他会被问及 FM 将会通过何种方式与研究生院合作的问题"。经过长时间的讨论，认为"由于主席不是 FM 在研究生院理事会中的代表，因此无法做出有利的决定"[12]。

有趣的是，Leonard Findlay 博士（后来在格拉斯哥大学担任儿科教授）是约克伊丽莎白公主儿童医院（Princess Elizabeth of York Hospital for Children）的一位儿科医生，事实上被选为 FM 参加 1935 年 5 月 13 日英国研究生医学院开幕式上的代表[13]。在 1935 年 7 月的执行委员会会议上，Findlay 提议他"可以联系 BPMS 的工作人员，并询问他们是否愿意为 PMJ 投稿，他认为这可能合作的第一步"。显然，"学校的管理机构或理事会从未提及与 FM 的关系"。经讨论，执行会议决定"Findlay 应向 Francis Fraser 教授询问，作为个人而不是学校教职员工，为该期刊提供一篇文章"[14]。

在接下来的会议上（10 月），"提到了从研究生那里收集的关于学校教学不佳的报告"。然而，会议决定，"不应尝试与学校取得联系"[15]。

不幸的事态仍在继续，1936 年 1 月 14 日，主席 Paterson 宣读了 BPMS 院长的一封信，"建议他和 Paterson 会面并讨论协会的工作，以及学校与协会的关系"。委员会批准了协会代表和学校代表之间的协商会议，并授权主席……声明协会将准备与学校会见并讨论两者的关系[16]。

关系改善

在同年 3 月的另一次会议上，记录了令人鼓舞的会议纪要："主席宣称，'BPMS 已任命一个专门委员会来协调考虑伦敦的研究生工作及与 FM 的关系'[17]。"

在 6 月 2 日的执行委员会会议上，Swift Joly 报告称，"他和 HV Morlock 博士（5 月 19 日）会见了学校的代表，并总结了会谈内容……"。Gask 教授（GE）和 Proctor 上校（AH）代表 BPMS 强调"两个机构之间没有对立，他期待双方应该友好地合作"。学校代表 Gask 说："不会以任何形式进行以考试为目的的教学。"Gask 继续指出，"学校将建立一个信息及机构办公室，并希望能够在合适的医院建立研究生可能需要的专业培训长期指导（他希望这可以在他的控制下），并且他抵制任何将主席团从学校转移到中心地区的企图"。由于他们永远无法在伦敦大学的大楼内设立办公室，因此只能在市中心租房办公。Gask 的结论是，"如果两个组织之间进行充分的信息交换将是有益的"。此外，当时学校没有打算建立"自己的期刊"[18]。

作为紧急事项，BPMS 要求提供执行委员会代表的名单，该代表可以被选入其管理机构；主席 Paterson 被提名[19]。

Horder 勋爵的干预

在 1938 年 3 月 22 日的年度大会（Annual General Meeting，AGM）上，Horder 勋爵（现任主席）告诉在场的参会者，"他认为协会和 BPMSJ 之间应该有更密切的合作"，这一事实得到了 Robert Hutchison 和 Findlay 的证实。大家同意召开一次执行委员会特别会议以"审议这一立场"[20]。会议于 4 月 7 日举行，在主席 Paterson

缺席的情况下，由 Horder 主持会议。Horder 首先发言："他和一些同事对这两个机构（FM 和 BPMS）之间缺乏合作感到不满，因为某种程度上这两个机构似乎在做类似的工作……"在 Findlay 看来，"协会的全部优点在于其立场的中立性，协会不是有选择性的，只是在为每家愿意参与其中的医院提供教学的机会，而且没有任何歧视性"。他强调说，"协会提供的这些课程（如果研究生不满意，每一门课程都会被取消）无非是宣传和行政工作。事实上，没有一家医院拒绝合作证明了这种方法是成功的"。Joly 指出，"与学校合作的尝试（迄今为止）没有结果"。经过大量讨论，会议同意 Horder 勋爵应该与学院院长（BPMS）进行非正式会谈，看看是否有可能加强合作[21]。

因此，并不是毫无希望，尚不能否认 FM 和 BPMS 之间存在卓有成效的合作。

参考文献与注释

[1] Minute Book 2: 207–10.

[2] Ibid. 212–13.

[3] Ibid. 278–80. HW Carson. Post-graduate teaching and the Neville Chamberlain Committee. *Postgrad Med J* 1927: 2: 186.

[4] Op. cit. *See* Note 1 above: 292–5.

[5] Ibid. 313–16; Anonymous. The Minister of Health's Annual Statement. *Br Med J* 1927: ii: 82–4.

[6] Op. cit. *See* Note 1 above: 317–20.

[7] Ibid. 435–8.

[8] Minute Book 3: C – 2.

[9] Ibid. AEM Woolf, JE Ryan. On the question of the future policy of the Fellowship.

[10] Op. cit. *See* Note 8 above: 59–60.

[11] Ibid. 61–2.

[12] Ibid. 81–2.

[13] Ibid. 95.

[14] Ibid. 98–9.

[15] Ibid. 100–1.

[16] Ibid. 107.

[17] Ibid. 114.

[18] Ibid. 118–19.

[19] Ibid. 120–1.

[20] Ibid. 145–6.

[21] Ibid. 149–50.

The FM in "full swing", but still no co-operation from the Postgraduate School

第 12 章　FM 工作"如火如荼"，但研究生院仍未合作

20 世纪 30 年代伦敦发生了很多事情。如 1935 年，乔治五世国王的银禧庆典吸引了大量游客；这意味着课程参与人数显著增加。另一个"忙碌"的年份是 1937 年——加冕之年！

此时，FM 与新启用的 BPMS 之间的交流仍然很少。尽管如此，FM 仍是单枪匹马！与 BPMS 未来似乎不太可能有任何合作。1938 年 11 月 8 日召开的 FM 委员会会议出席人数众多。除了 29 家医院的代表外，还有来自海陆空三军医疗机构的高级人员。主席 Paterson 指出，"这曾经是一个非常有用的咨询机构，但最近参加会议的人并不多，FM 需要重新焕发活力"。Paterson 补充说，"FM 是协调机构，并且依赖于各个医院良好的合作意愿"。他进一步建议，改组理事会并每年定期举行两次会议，这得到了同意！HV Morlock 在 D Levi（两位荣誉秘书）的

支持下建议举办"伤亡"急救课程，如果出现"国家紧急情况"，这将非常有用。

在那次会议上，人们还表达了这样一种感觉"协会不应该试图与 BPMS 竞争"的看法，而是"学院和协会之间应该合作"。在回答这个问题时，Morlock 否认存在任何竞争，并补充说，"在回答研究生的询问时，协会试图提供这样的说明，即学院和协会不存在竞争，而且无论在何种情况下，他们的职能是不同的"。此外，在 3 月 9 日举行的 1937 年年度大会上，PL Backus 曾表示，BPMS 提供的指导往往时间太长，FM 开设的短期强化课程则更实用。那次会议还强调了 Moynihan 勋爵对 FM 所做的贡献，他自 1932 年以来一直担任主席，并且自 1919 年成立以来一直是该协会的成员，于 1936 年 9 月去世[1]。会议提出的另一个问题是，"女性在准备获得更高的学位时遇到很大障碍，因为很多医院不承认她们是研究生"。

竞争对手

1939 年 7 月 26 日，在执行委员会会议上出现了一个有点令人不安的问题。"伦敦美国医学协会"发出的一封信落到了协会的手中。这表明，由于现在对在维也纳的外国医生施加的各种障碍和限制（在现有制度下，很少有美国医生会去维也纳），已经出现了将维也纳美国医学协会的活动转移到伦敦的倾向。该协会成立的主要目的是为美国和加拿大（总共超过 8000 名）的医生提供研究生医学及教学实践，并附上了一份包含 50 门"并非详尽无遗"的培训科目清单。Robert Hutchison 爵士建议秘书们写信给美国医学协会，要求提供有关"提议成立新协会的诚意……"有关信息。该组织立即回复说，"否认对'伦敦 AMA'的一切了解"[2]。

FM 成员

很明显，人们当时对于要加入或与 FM 合作有很大的热情。Mortimer Woolf（当时是高级荣誉秘书）在 1934年 6 月 4 日报告说，"21 个医学会（三个是 BMA 的部门）加入了 FM，并且总人数为 119 人"[3]。其中被 FM 接受的是俄罗斯医学协会、布莱顿和苏塞克斯医学外科协会（Brighton & Sussex Medico-Chirurgical Soc.）、普利茅斯医学协会（Plymouth Med Soc.）、皇家热带医学与卫生学会（Royal Society of Tropical Medicine and Hygiene）、吉尔福德医学会（Guildford Medical Society）、伯明翰大学卫生学系（Department of Hygiene of Birmingham University）、朗达医学会（Rhondda Medical Society）和诺丁汉医学会（Nottingham Med.Soc.）[4]。在此期间，医

务卫生人员协会（Society of Medical Officers）和威斯敏斯特医院选择退出[5]。有几次提到感谢海军军官在学习假期期间给予的帮助[6]。

研究生院所在医院的代表

1934 年 2 月 5 日，有人建议邀请与 FM 合作的医院加入协会，并提名 1 名代表参加年度大会，但这一建议没有被接受。

后来的会议纪要显示，"……除本科教学医院外，所有医院都被邀请委任 1 名代表在理事会任职"。到 1938 年底，已邀请 66 家医院："其中 27 家接受，2 家拒绝，其余没有回复。"[7]

173

协会课程和其他功能

自 1919 年成立以来，FM 存在的主要理由就是组织课程。研究生课程的类别有以下三种。

1. 全科医生课程。

2. 医学专科研究生课程。

3. 报考高等医学考试备考课程。

讲座和课程

1933 年春季和秋季举办了"治疗""肾脏疾病"的讲座，以及"眼科学""病理学""消化不良""流行性脑炎""偏头痛"等专题讲座[8]。

　　还组织了各种专科课程：在巴斯（特别课程）、皇家国立骨科医院（Royal National Orthopaedic Hospital）、兰贝斯医院（Lambeth Hospital）（下午出诊）、婴儿医院（伦敦公共卫生服务局副主席）、圣玛丽医院、普莱斯托医院（Plaistow Hospital）、皇家口腔医院（Royal Dental Hospital）和大奥蒙德街的儿童医院（Hospital for Sick Children，Great Ormond Sreet）。在1934年2月5日的执行委员会会议上，Maurice Davidson博士报告称，"已经代表BMA的IW部门安排了一系列的讲座……在怀特岛的新港（Newport）"[9]。

　　在1934年12月3日的会议上，宣布开设了三个新课程：①手法外科(课程)；②惠康博物馆的病理演示(课程)（见下文）；③布朗普顿医院的胸外科手术培训（课程）。Morlock博士还同意在Hither Green的Park医院举办"发烧周末课程"。此外，设想了可能在圣约翰医院（St John's Hospital）举办的皮肤科周末课程[10]。

　　还有其他举措。例如，Dalhousie大学需要一名教师来讲授年度进修课程。同时，会议决定要求开设法语/德语课程，而在普雷斯顿大厅（Preston Hall），院长提供了结核病教学设施。会议同意于1936—1937年的冬天，在Ipswich为Ipswich临床学会安排一个周末课程，

Woodburn Morison 教授(后来从执行委员会辞职)在皇家癌症和布朗普顿医院(Royal Cancer and Brompton Hospital)安排了放射诊断和治疗课程[11]。其他课程安排在 Royal Mineral Water 医院、巴斯医院、Royal Devonshire 医院、Buxton 医院和 Eastman 口腔医院(牙科麻醉)进行。在 1938 年 12 月 21 日的执行会议上确认与 Tavistock 诊所合作[12]。

然而,并非所有课程都没有遭到投诉,Chelsea 医院课程就是例外[13]。

FRCS 和 MRCP 的课程

毫无疑问,FRCS、MRCP 课程从经济角度来看是最成功的。此外,FM 还设想了开设 MCOG 课程的可能性[14]。

为执业医生开设的夜校课程

FM 组织了眼科、皮肤科(St John's 医院)、电疗[伦敦灯光与照明诊所(London Light and Electrical Clinic)]和婴儿福利方面的 FRCS(期末)考试课程。后来又增加了内分泌学和胃肠病学的课程。这些课程的详细安排由荣誉秘书负责[15]。

省级讲座 / 演示

正如已经明确指出的那样,各省对研究生教学也有很大需求。然而,人们认为很难在伦敦以外的地方安排临床演示。据说关于"风湿病"的一门课程取得了巨大成功，1937 年在伊普斯维奇临床学会（Ipswich Clinical Society）举办的四次周末讲座也取得了巨大的成功[16]。

FM 的讨论和"模拟"考核

1932 年，FM 讨论了组织研究生辩论的可能性。人们认为这本质上是一个好主意，但辩论的主题应该是什么内容呢？第一个建议是"牙齿和扁桃体的切除过于频繁，而且常常是不必要的"。第二个建议是"在每个'急性'阑尾炎病例中都需要立即手术"。第三种提议是"现代医学方法已经变得过于科学"[17]。

12 月 7 日第一次辩论的标题最终确定为："扁桃体的切除手术经常在没有充分理由的情况下进行"。正方为 Herbert Tilley 和 Alison Glover 博士，反方是 Dan McKenzie 博士和 Archer Ryland 先生，St Clair Thomson 爵士担任主席。该场辩论在皇家热带医学与卫生学会报告厅举行[18]。下一场辩论的主题是："在无并发症的情况下，对胃或十二指肠溃疡进行手术干预是不必要的"。正方是 AF Hurst 博士和 Mortimer Woolf 先生，反方是 Hutchison 博士和 Paterson 先生[19]。1937 年 11 月 13 日下午的辩论主题是"产妇死亡率"。这种辩论取得了巨大的成功[20]，后一场的辩论也是如此，主题为"酒精在治疗疾病时是不必要的"[21]。

然后在 1936 年 11 月有人建议，不应进行辩论，应该举行一次"模拟"考核，其主题为"一名在酒精影响下被传唤驾驶的汽车司机"，但在"获得法官和律师服务"方面遇到了很大困难……事实上操作非常困难，以至于推迟到 1937 年 1 月或 2 月进行。当它最终践行时，显然被证明是巨大的成功 [22]。

1938 年 2 月 9 日举行建议关于"堕胎"的辩论，由 Justice Humphreys 先生担任主席，Beckwith Whitehouse 爵士和 WHF Oxley 博士作为主辩手 [23]。

1938 年 11 月，Findlay 博士建议（但 Hutchison 博士认为这"过于政治化"）应该在 1939 年初（后来定于 3 月 24 日）就"国家医疗服务不符合国民健康利益"的提议进行辩论。该主题后来被确定为："全民医疗服务制度将有利于国民健康"，由 Somerville Hastings 先生和 Stark Murray 博士为正方，Henry Brackenbury 爵士和 Frank Gray 博士为反方 [24]。

其他行动

Wellcome 博物馆馆长 SH Daukes 博士也证实对 FM 帮助很大。他的博物馆于 1932 年重建，原定于秋季重新开放，届时他将为协会举办一系列临床（教学）演示。据报道，在 1934 年 2 月 5 日的一次执行委员会会议上，

177

Daukes "着手准备了一份在博物馆举行 3～4 场演示讲座的教学大纲" [25]。

1935 年 1 月 31 日，DC Norris 博士在 McNeill Love 先生的建议下，放映了三部由 HH Kessler 博士（Newark，USA）关于"残障人士的康复治疗和训练方法"的"有声电影" [26]。

社会活动

自 FM 成立以来，其外交方面就受到重视；在 20 世纪 30 年代，这些想法一直萦绕在 FM 担任高级职务的官员们的脑海中。

1931 年，一份关于协会未来政策的报告强调了提供社会生活福利设施，其中一个建议是 FM 在 Dysart 酒店提供住宿 [27]。

与"海外社团"合作是另一种可能的选择，FM 的海外成员将无须支付报名费即可加入 FM。1932 年 6 月 8 日在那里举行了欢迎会，随后于 1933 年 4 月举行了晚宴。事实上，海外社团准备扩大规模，"在某些情况下将涵盖不列颠群岛的居民" [28]。

在 1936 年的年度大会上（3 月 3 日举行），Grace Griffith 博士认为提高"FM 的社会地位"将是有利的 [29]。

舞会

执行委员会于 1935 年初同意在 1935 年 5 月底或 6 月初安排一次晚宴舞会。舞会将由约克公爵和公爵夫人（Duke & Duchess of York）、路易丝公主（Princess Louise）和 Horder 勋爵及其夫人等赞助。6 月 5 日，近 300 人在 Claridges 酒店参加了这次活动[30]。

第二场舞会于 1936 年 5 月 20 日举办，有近 200 位宾客出席。Connaught Arthur 公主受邀出席此次盛会。这次获利 3 英镑 12 先令[31]。

第三场舞会于 1937 年 5 月 28 日再次在 Claridges 举行。超过 450 人参加了晚宴舞会，"大家一致认为这是该协会成立以来最成功、最令人愉快的活动"。在 Dalrymple-Champney 夫人家里开会的女性委员会帮助安排了这一次的活动，当时获得了 32 英镑 9 先令 3 便士的利润[32]。

1938 年的晚宴舞会也被证明是"巨大的成功"，并获得了 7 英镑 5 先令 4 便士的利润。1938 年 5 月 19 日，舞会再次在 Claridges 举行，大约有 300 人参加[33]。

可悲的是，1939 年的晚宴舞会被证明是最后一次（这是在战争阴云密布的时候发生的），当时获利 10 英镑 1 先令 6 便士[34]。

数据和财务状况

在早期的所有会员年会上，荣誉秘书的报告都提供了上一年参加课程的研究生人数及国籍的"细目"。以1931年为例，共有562名研究生参加课程。

- 333人（包括海陆空三军）来自不列颠群岛。

- 38人来自澳大利亚。

- 63人来自印度（包括IMS）。

- 23人来自美国。

全科医生课程于1931年11月停开，因为财政资金已经无法继续支持[35]。

在4月11日举行的1934会员年会上，荣誉秘书AE Mortimer Woolf先生和Maurice Davidson博士提醒参会者，自1919年成立以来（当它以100英镑的借入资金启动时），协会分配给授课者和院校的总金额为26 207英镑4先令3便士[36]。

主席（1932—1936年）

在本章所述的FM大部分历程里，时任主席是第一代Moynihan of Leeds男爵（图12-1）[37]。

这位主席在理事会会议上的出席率极低，他对FM事务的影响几乎微乎其微；因此，大部分事务都是在执

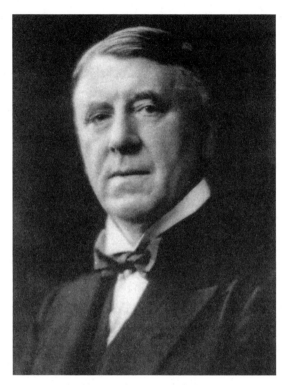

图 12-1　第一代 Moynihan of Leeds 男爵（1865—1936 年）（经许可转载，引自 Wellcome Library, London）

行委员会主席的监督下进行的。

　　Moynihan 于 1936 年 9 月 7 日去世,当时他仍是 FM 主席。10 月 7 日的执行委员会会议和 3 月 9 日举行的 1937 年会员年会上宣布了他逝世的消息[38]。

参考文献与注释

[1] Minute Book 3: 131–4; 145–8; Minute Book 4: 1–5.

[2] Minute Book 4: 30–3, 34.

[3] Op. cit. *See* Note 1 above (Book 3): 75–6.

[4] Ibid. 54, 55, 56–8, 84–5, 114, 125–6, 139.

[5] Ibid.102–3.

[6] Ibid. 67, 87.

[7] Ibid. 30–1, 63–4, 151, 155–6.

[8] Ibid. 42–5.

[9] Ibid. 30–1, 41, 55, 56–8, 61–2, 63–4, 102–3.

[10] Ibid. 83, 92–3, 94.

[11] Ibid. 102–3, 107–8, 115–16, 117, 123, 139, 140, 141, 155–6.

[12] Ibid. 152; Minute Book 4: 8.

[13] Op. cit. *See* Note 1 above (Book 3): 30–1, 34–5, 98–9.

[14] Ibid. 98–9.

[15] Ibid. 5–8, 9–11, 21–2, 32–3.

[16] Ibid. 14–15, 21–2, 32–3, 145–8.

[17] Ibid. 36, 38, 39–40, 52.

[18] Ibid. 59–60.

[19] Ibid. 65–6.

[20] Ibid. 110–13.

[21]　Ibid. 118.

[22]　Ibid. 120, 122, 123, 124, 135, 145–8.

[23]　Ibid. 141.

[24]　Minute Book 4: 6–7, 8, 9–11.

[25]　Op. cit. *See* Note 1 above (Book 3): 14–15, 63–4, 67.

[26]　Ibid. 84–5, 88–91.

[27]　Ibid. 2.

[28]　Ibid. 6, 9–11, 14–15, 34–5, 104–6.

[29]　Ibid. 110–13.

[30]　Ibid. 92–3, 94, 110–13.

[31]　Ibid. 104–6, 118, 131–4.

[32]　Ibid. 118, 122, 125–6, 137–8, 145–8.

[33]　Ibid. 153–4. Minute Book 4: 16–9.

[34]　Ibid. (Book 4): 27–8.

[35]　Op. cit. *See* Note 1 above (Book 3): 16–20.

[36]　Ibid. 68–72.

[37]　Berkeley George Andrew Moynihan, KCMG, FRCS, 1st Baron Moynihan of Leeds (1865–1936) was born in Malta. His father had been awarded a *VC* during the Crimean War. He received his education at Christ's Hospital and the Royal Naval School and Leeds University Medical School, and was a consultant surgeon at Leeds General Infirmary. Moynihan was President of the Royal College of Surgeons (1926); he

was also Hunterian Orator (1927), Bradshaw Lecturer (1920), Hunterian Professor (1919–20), and Arris and Gale Lecturer (1898–1900). Moynihan was an outstanding surgeon. His publications were largely devoted to biliary tract disease, peptic ulcer and pancreatic disease. [*See also*: H Dudley. Moynihan, Berkeley George Andrew, first Baron Moynihan (1865–1936). In: HCG Matthew and B Harrison (eds) *Oxford Dictionary of National Biography*. Oxford: Oxford University Press 2004: 39: 614–16; Anonymous. *Plan's Lives* 1930–51: 565–70; Anonymous. *The Times*. London 1936: 8 September. Anonymous. *The Lancet* 1936: ii: 655–7; Anonymous. *BrMed J* 1936: ii: 564–8, 608, 653–4, 902, 1295; Minute Book 3: 122, 131–4.]

[38]   Op. cit. *See* Note 1 above (Book 3): 122, 131–4.

The War years, 1939–1945, and
a change of name

第 13 章　1939—1945 年，名称变更

第二次世界大战期间（1939—1945 年），医学生学生会与其他的机构和学会一样，经历了活动严重缩减的阶段。1939 年 9 月 3 日第二次世界大战爆发，医学生学生会执行委员会第一次会议于战争爆发后 3 周（9 月 25 日）举行。在这次会议上，"Maurice Davidson 博士（图 13-1）[1] 和 Swift Joly 被任命为战时荣誉秘书，以便在条件允许的情况下继续开展学生会活动" [2]。可以说，学生会在这 5 年中的重要事件是 1944 年更名为医学研究生学会。

在 1940 年 6 月 12 日的执行委员会会议上，宣布了学生会主席 Paterson 于 1940 年 5 月 31 日去世的消息，Paterson 自 1919 年医学生学生会成立以来，一直服务于该组织。1941 年 7 月 10 日召开的次会议上，噩耗再次传来，《研究设医学杂志》的业务经理 John Leggitt 在 "飞

行事故中"丧生。Leggitt 的工作由 RH Blythe 接替，在他无暇顾及所接替的工作期间，由他妻子继续他的工作。然而，名誉编辑 Fletcher 坚持，这才让《研究生医学杂志》月刊得以维持[3]。

到 1942 年，由于研究生课程费用所产生的收入大幅减少，造成学生会的费用显著下降。同年 9 月 22 日，由 BT Parsons-Smith 博士在其主持的执行委员会会议上强调了这一点[4]。

与此同时，学生会骨干成员陆续离世，在 1944 年 2 月 8 日的执行委员会会议上，宣布了曾担任财务主管的 Swift Joly 于 1943 年 12 月 14 日去世的消息，随后 Charles Read（后来为爵士）接替了他的位置，被任命为"战时荣誉财务主管"[5]。在第二次世界大战期间，医学生学生会的两位创始人 Lane、Thomson 也相继去世，Lane 逝世于 1943 年 1 月 16 日，Thomson 逝世于 1943 年 1 月 29 日。

战后计划

到 1944 年，学生会的战后计划制订成为执行委员会的当务之急。尽管 Davidson 赞同在 1944 年初制订计划，但 Read 认为待《政府医疗服务白皮书》（*Government's White Paper on the Nedical Services*）发布后制订计划更

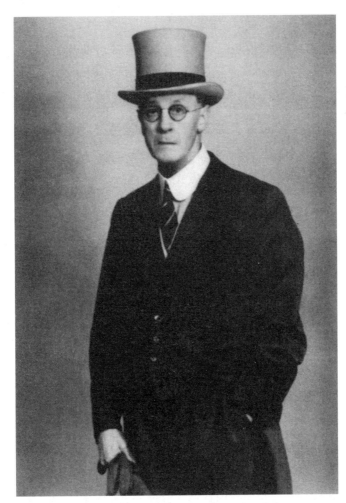

图 13-1　Maurice Davidson 博士（经许可转载，引自 Wellcome Library, London）

为明智。在 1944 年 9 月 26 日的执委会议上，提出了以下建议。

1. 应与所有伦敦和各省有条件在战后提供研究生教学的医院进行联系，如果医院同意，则要求指定一名组织管理人员，以处理学生会的相关事务。组织者一经同意，应"成立一个研究生教育咨询委员会，该委员会可以从内部选举一个二级委员会以协助学生会执行提议"。

2. 学生会应加大宣传力度，为研究生教学和医学研究生获取最广泛的支持与关注。

3. 当项目已完成准备工作时，学生会应尽早地与伦敦大学联系洽谈。

Read 认为，因"自治领计划"的推行，伦敦大厦（London House）即将扩建，这也应该被利用。与此同时，战时执行委员会成员 GT Calthorp 博士赞成学生会应成为为研究生提供咨询的机构，涵盖的不仅是医学课程，还应包括所有其他教学课程，以及社会福利事项的咨询。Horder 认为，"医学研究生会的扩张应该与学生会的研究生活动同步进行[6]"。

尽管后来有人认为继续留在温波尔街 1 号办公可以算是一个称心如意的选择，但这一意见并非万全之策，所以学生会又与 John Lewis 先生接洽，希望其可以提供更好的场所。本次会议还建议对《研究生医学杂志》

（PMJ）（见第 18 章）进行部分改进[7]。

名称变更

在 Davidson 主持的 1944 年学生会年度会议（12 月 13 日举行，是 1939 年以来的第一次）上，根据执行委员会的建议，决定将该机构的名称从相当烦琐的"医学和研究生医学研究会"更改为"医学研究生学会"。

同样在该次会议上，战时荣誉秘书长报告称，"由于缺乏固定教师，以及战争导致的伦敦和其他地方的正常秩序尚未恢复，学生会的工作面临巨大的困难"。尽管如此，学生会依然维持了运转，举办了培训课程为大批研究生提供咨询指导。

1944 年的会员年会[8]也记录了研究生人数（表 13-1）和战争年代医学生学生会的财务状况。

战争的最后一年

1945 年是战争的最后一年。执行委员会于当年 1 月 16 日会面，显然更名后的学生会的首要任务是制订战后研究生工作战略计划。一封发给伦敦和各省医院寻求合作的通函得到了很好的回应。普遍情况是，由于医务人员的缺乏，只有很少或几乎没有达成合作，直到战争结束。然而，在接下来的几周内决定召集医院"组织管理

189

者"会议，以更全面地讨论与提议计划未来的活动。尽管所有的进修课程都被中止，但会议决定在实用类的周末课程在数量和范围上都有所增加。

表 13-1　第二次世界大战（**1939—1945** 年）对研究生人数和奖学金财务收入与支出的影响

年　份	研究生参与课程人数	收入（英镑）	支出（英镑）
1938	650	7143	6861
1939*	443	5222	5415
1940*	198	3356	3503
1941*	169	2540	2742
1942*	298	3769	3452
1943*	270	4090	3772
1944*	221	4459	3944
1945*	521	6945	6797
1946	948	12 370	11 824
1947	791	—	—
1948	676	1136（总收益）	
1949	460	399（总收益）	

*. 受第二次世界大战影响的年份

战争中的交战刚停止，几家医院就其设施问题进行了接洽。与此同时，医学研究生学会应在"国内与国际"上进行广泛宣传，并尽一切努力"满足研究生学费要求"，并为研究生准备合适的住宿地点[9]。

接下来的会议（已于 5 月 8 日宣布欧洲胜利）于 5 月 16 日举行。更多的课程"正在尽最大的努力快速地添加入工作计划中"。此外，周末课程的数量和种类正在增加，显然希望为初级 FRCS 考试安排一系列的特别课程。

显然，此时对皇家医学会是否会继续在温波尔街 1 号提供住宿存在诸多疑虑，但 Davidson 得到了皇家医学会 Admiral Gordon-Taylor 的来信（他也是 1944—1962 年医学生学生会的主席）[10]（图 13-2）只要他在皇家医学会任职，一切都会好起来的[11]。

于是，学生会在第二次世界大战中幸存下来，但也仅限于此！显然，要想在伦敦及其他地区的研究生医学培训中恢复到战前相对卓越的水平，现在还有很多工作要做。

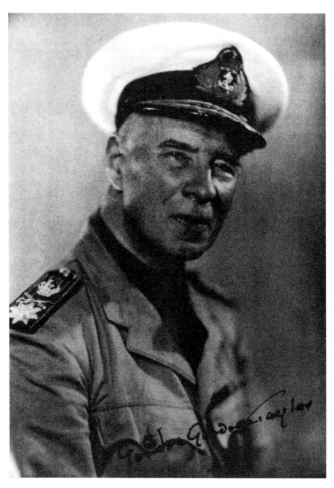

图 13-2 Gordon Gordon-Taylor 爵士（经许可转载，引自 Wellcome Library, London.）

参考文献与注释

[1] Dr Maurice Davidson, FRCP (1883–1967) was educated at Liverpool, Oxford and University College Hospital. He was appointed to the staff of the Brompton and Miller (Greenwich) Hospitals. Davidson wrote several books, including: *The Brompton Hospital: the story of a great adventure* (1954). [*See also*: *The Times*. London 1967: 10 November; *The Lancet* 1967: ii: 1096; *Br Med J* 1967: iv: 424; *Postgrad Med J* 1967: 43: 735; F Lee Lander. *Munk's Roll* 6: 140–1; Minute Book 5: 85–6.]

[2] Minute Book 4: 34.

[3] Ibid. 35, 36.

[4] Ibid. 37.

[5] Ibid. 39.

[6] Ibid. 39, 40–2.

[7] Ibid. 43–4.

[8] Ibid. 45–52.

[9] Ibid. 53.

[10] Sir Gordon Gordon-Taylor, KBE, FRCS (1878–1960) was educated at Aberdeen University and the Middlesex Hospital, and became a consultant surgeon to the Middlesex Hospital and the Royal Navy-in which he held the rank of Surgeon Rear-Admiral.

193

At the Royal College of Surgeons, he was Bradshaw (1942) and Thomas Vicary (1944–45, 1954) Lecturer. [See also: *The Times.* London 1960: 5 September; C Wakely and M Hobsley. Taylor, Sir Gordon Gordon- [formerly William Gordon-Taylor] (1878–1960). In: HCG Matthew and B Harrison (eds) *Oxford Dictionary of National Biography.* Oxford: Oxford University Press 2004: 53: 892–3; *The Lancet* 1960: ii: 604–5; *Br Med J* 1960: ii: 807–8; *Plan's Lives* 1952–64: 157–61.]

[11] Op. cit. *See* Note 2 above: 54.

Does the Fellowship have a post-war, and post-National Health Service rôle?

第 14 章　1945 年后学生会在国家卫生服务中是否发挥作用

随着英国赢得第二次世界大战且战争逐渐过去，新命名的医学研究生学会的等级结构需要进行大量重新调整。第二次世界大战对日战争胜利纪念日（Victory over Japan Day，VJ Day）（1945 年 8 月 15 日）之后的第一次 9 月 21 日举行的执行会议上，PMJ（见第 18 章）受到了极大的关注，编辑和业务经理的报告要么预先分发，要么在该次会议上提交。根据时任编辑 F Croxon Deller 医学博士所做的报告，委员会重申其意见，即"在任何情况下都不得将期刊与学生会分开"。但是由于打印机的故障，期刊的准时出版存在困难。这件事在未来的执行会议上一再被提及，N Gordon Unwin（Unwin Brothers Ltd，Little Russell St，WC1）写信说："如你所知，印刷行业整体仍然面临工作人员短缺的问题，这使得按计划执行工作非常困难。"编辑和 RH Blythe（业务经理）显然都认为增加 PMJ 的发行量既是非常可行的，也是创收的方式。至于刊物内容，委员会建议，一位化疗专家的文章应被刊登。同时，尽管他们认为应该将医学史的内容纳入刊物，但这部分内容应作为那些医学研究生普遍更感兴趣内容的补充，而非替代[1]。

学生会的未来

在 1946 年 5 月 8 日举行的会员年会上，主席 Davidson（替代 Gordon-Taylor）告诉参会人员，"目前无法预测未来会怎样，尽管对研究生提供指导的需求不断增加"。他说，"对研究生提供指导取决于医院提供的设施与师资的意愿和能力，在目前医学界的未来发展尚不明确的情况下，很难提前制订计划"。

放弃课程并完全专注于 PMJ 发展的可能性被提出，IR Broster 认为，至少在目前对自治领区医生的研究生进行指导很重要，因此他们会被鼓励去不列颠群岛而不是去美国，他提到"伦敦之家希望在实现这一目标方面发挥作用"。

荣誉秘书的报告强调，"在安排的课程数量和种类，以及寻求学费资助的研究生数量方面稳步改善"。报告称，"自战争结束以来，由于医生从武装部队复员，研究生人数大大增加了"。报告还强调，当时有两类研究生正在寻求学费资助：①全科医生，他们需要参加周末课程学习；②参加更高级别考试的考生，为初级 FRCS 考生开设的讲座演示课程参加人数众多，而为 MRCP 考生和 FRCS 考生设计的短期临床、病理课程同样参与者众多[2]。

在 6 月 12 日的执行委员会会议上，Davidson 表示，"期刊扩大规模的时机已经成熟，因为学生会的日常研究生活动可能会减少，并将在 1946 年健康法案成为成文法时最终停止"。Davidson 继续说道："迄今为止，学生会政策一直是将提供研究生课程指导放在首位，并将期刊视为次要的，他认为现在应该转变这一政策，以便让期刊占据最重要的位置，研究生课程只在有条件的情况下继续提供，最终目标是完全专注于期刊。"

Charles Read（后来为爵士）（荣誉财务主管）也参加了这次讨论。他认为应该考虑三个原则：首先，所有的研究生教学不一定都集中于政府手中，一些非联合医院可能希望并被允许设置研究生课程，他们很可能希望通过学生会来实现；其次，他同意必须增加 PMJ 的发行量，并且执行委员会同时也应该是一个编辑委员会；最后，Read 认为委员会应该确定 PMJ 是主要针对"全科医生"还是"医学研究生"，因为对不同类别的医生的要求存在很大差异。Read 认为总体而言，PMJ 应该针对"研

197

究生"群体进行定位，并且在未来它会作为医学研究生的独立媒介，对整个医学政治领域存在潜在影响[3]。

PMJ 的未来

PMJ 的未来继续成为执行委员会会议的主要议题，7 月 10 日，Croxon Deller 编辑与 Blythe 业务经理讨论了一份 11 页的报告。这份全面报告涵盖了"期刊一般政策""期刊编辑政策""海外版期刊建议""期刊国内销售""期刊海外销售"期刊的"财务"与"组织"。原则上，委员会支持重新组织期刊与增加发行量的建议。也许其中最具革命性的想法是设置海外版，其中包含已经刊登在研究生医学杂志（Post-Graduate Medical Journal）国内版的文章[4]，每季度出版 1 次。

9 月 11 日举行了进一步讨论该报告的执行委员会会议，原则上同意期刊订阅和 FPM 会员资格应分开，这可以避免 FPM 会员的增加——这一举措需要修改其中一项细则；因此，必须在 10 月 9 日召开特别大会。9 月的会议还同意更换印刷商，即从 Unwin Bros（见上文）更换为 Parsons[5]。

后来 10 月 23 日的执行委员会会议仍以 PMJ 事务的变动调整为主。会议决定任命一个分委会（对编辑、销售、广告和账户进行监督），分委会每月开会以指导期刊发行工作；其中，编辑分委会的人员设置将由 Davidson 主席和 Read 荣誉财务主管构成，他们将与 Ronald Jarman 博士和执行委员会成员 KI Nissen（未来主席、执委会成员）一起担任 [6]。当该分委会第一次开会时，就意识到"编辑部""广告部""办公室"这三个部门的职能需要定义得更清晰 [7]。

这次会议之后又举行了四次会议，分别于 11 月 27 日、12 月 15 日（周日）、1946 年 12 月 18 日和 1947 年 1 月 15 日召开，会议讨论了许多相关问题。Deller 编辑解释说，最近一个与海外研究生期刊类似的美国新期刊发布，他担心这可能会对 PMJ 期刊在美国和加拿大的销售产生不利影响 [8]。

解雇编辑

在随后 2 月 19 日召开的执行委员会会议中，再次以讨论期刊事务为主。编辑和业务经理都分别接受了采访，组委会成员一致认为，"编辑的态度完全无法令人满意"。显然，FPM 的这两位工作人员之间存在一些分歧，如果决定要免除两者之一，那么应该是编辑。Davidson 主席受命"起草一封给他的回信……告知会议讨论的结果"。大部分的激烈讨论似乎都围绕着 OG Edholm 教授提交给 PMJ 的一篇文章中省略了插图，由此导致了出版的严重延迟。然而，Davidson 的信强调了四个令人关注的问题

（均被 Deller 否认）：①稿件在发送给印刷商之前没有正确修正；②作者的校样在返还给印刷商之前没有更正（导致不必要的费用），因为这些修正必须在最终版面设计前完成；③发送给区块制造商的插图数量过多；④编辑委员会未被适当咨询。执行委员会在 3 月 12 日再次举行，阅读了 Deller 对 Davidson 的复信。委员会决定，Deller 博士继续担任编辑一事并不符合学生会的利益。Deller 明确说明他没有意图辞职[9]。在没有书面合同的情况下，必须寻求法律咨询来实现这一目标[10]。

在后续 3 月 26 日的会议上，Selwyn Taylor 被任命为 PM 的编辑，任期 1 年（从 4 月 1 日起），每年 300 英镑的工资，加上每季度 25 英镑的电话费用[11]。

在 1947 年 5 月 28 日举办的会员年会上，讨论的主要问题是关于 Deller 所建议的海外版本期刊是否是合理的，但财务主管 Read 认为此时应该往前推进，那些"国内版本"的文章中，只有被编委会认为与海外读者相关的文章才会被也将收录至海外版期刊内[12]。

显然，对于 PMJ 中究竟应该包含哪些内容，存在很大的不确定性；有委员建议设置一个专门讨论医疗电影的部分，同时包含医院建筑和公共卫生的文章[13]。从即日起，执行委员会会址，从温波尔街 1 号（1 Wimpole Street）迁至杰拉德街 37 号（37 Gerrard Street）Chatelain 餐厅。

国家医疗卫生服务法（1946 年）

在 1947 年会员年会上（在 Gordon-Taylor 缺席的情况下，由 Davidson 担任主席），讨论了一个未涉及 PMJ 但是对 FPM 整体非常重要的问题。提出的第一个问题是，"……次年 4 月新的国家医疗卫生服务体系成立时，是否有关于学生会地位的内容" ❶。Davidson 表示目前还没有信息，即使在可能会出现安排研究生课程难度增加的情况下，希望提升该期刊在研究生中的价值和流通量。另一个问题是关于学生会在新的国家医疗卫生服务体系中的位置，会议表示"预测不会有任何官方位置"[14]。

方针的明确改变

大约在这个时候，执行委员会主席 Davidson 根据过去几年发生的变化，简要介绍了目前学生会的地位，以及它存在的意义。

鉴于政府对研究生医学教育的态度，以及在 Francis Fraser 爵士领导下的中央研究生联合会的影响力和权力越来越大（我甚至可以称之为独裁统治），越来越明显的是，学生会的日常活动可能会减少，而当《国民健康服

❶ 事实上，国民保健服务直到"指定日"——1948 年 7 月 5 日才生效。

务法》在 1948 年正式实行后，活动可能会被迫完全停止。出于这个原因，执行委员会于 1946 年决定将工作重点放在 PMJ 上。

Davidson 继续说道，"……我们拥有少量资本，大约2000 余英镑，并且利润……可以忽略不计"。我们不得不依赖我们成员的订阅，这些订阅到目前为止已经足够了，即使在最近 1939—1945 年的战争年代不稳定时期也是如此。Davidson 随后表示，在接下来的 12 个月内订阅量可能将急剧下降。过去我们有很多非教学医院的定期和自愿合作，全年提供相当广泛的研究生课程。这些医院中的大多数"现在必须注销"。他继续说道："因此很明显我们无法平衡我们的预算，因此在不久的将来，我们将不得不寻求机会增加对国内和海外期刊的订阅……"Davidson 随后考虑了期刊相对于学生会的确切位置。他说，"在现任执行委员会任职期间没有任何困难，但未来的人可能更喜欢独立期刊"！因此，Davidson 与财务主管一起咨询了学生会的法律顾问。他认为整个定位非常模糊，并希望获得 Lincoln's Inn 的 Philip J Sykes 顾问的意见。

1947 年 7 月 10 日，Sykes 在"书面意见"的最后一段中表示，"随着研究生课程即将结束，不久或有可能面临成员人数的大幅减少"。他继续说，"有可能获

得所有人或几乎所有人的同意，并以现金支付任何反
对接管 PMJ 的成员[15]"。Davidson 在 9 月 24 日的会
议上强调了他对学生会未来发展的观点："最终停止所
有研究生课程，这将释放常任官员的精力，并专注于
期刊[16]。"

PMJ 在学生会事务中获得更高地位

11 月 26 日的学生会执行委员会会议（及所有随后的
会议）与 PMJ 编辑委员会会议合并。整个会议程序由期
刊的编辑委员会负责。编辑的确切角色和职责是被清晰
定义的。会议还强调，尽管 Blythe 是业务经理职位是兼
职的，但他长期致力于学生会的期刊；因此，必须明确
他的职责[17]。

执行委员会的会议继续关注 PMJ 事务，甚至几乎完
全排除了其他事务。有人认为，应在未来一年规划一个
内容方案。关于发行量的增加，应与国外大学和医院图
书馆联系。Blythe 建议，将来自英联邦自治区域医生的
文章或评论发表在海外杂志上，以刺激"海外自治领地
区的从业者订阅"，并提到如《加拿大医学杂志》上的"伦
敦""澳大利亚""新西兰"和"南非"地区的稿件[18]。
在后来的一次会议上，有人建议出版一系列名人回忆录，
首先是 FM 前主席 William Osler 爵士[19]。

203

1948 年 7 月 28 日，Selwyn Taylor 在任职 16 个月后辞去编辑职务，因为他获得了洛克菲勒旅行奖学金，要前往美国 1 年。接替他的是 AK Monro，于同年 10 月 1 日上任[20]。

随后的执行委员会会议（1949 年 4 月 12 日）在一封信中批准 Blythe 接受《印度医学目录》和《印度医学与外科杂志》的"该国广告代表"一职[21]。

由于该杂志业务仍是重中之重，随后的会议建议给编辑 Monro 加薪至每年 500 英镑，并增加办公室工作人员的工资；此外，所有负责制作 PMJ 的人都获得了奖金。此外，有人建议向医科学生提供该期刊的优惠价格，该建议在随后的会议上获得批准[22]。

1949 年 11 月 8 日，在执行委员会和编辑委员会的一次会议上提出了一项建议，其中包括研究生医学院定期举行的临床 – 病理学讨论会，这项建议受到了欢迎[23]。1 个月后，在执行委员会和编辑委员会的会议上，对该期刊的政策进行了进一步的讨论；还进一步注意到每一期出版较晚的问题[24]。决定每期应由三个部分组成——医学、外科和专科。虽然海外版杂志目前是可行的，但它的续刊将在年底讨论。然而，委员会随后决定，鉴于两份期刊严重亏损，在当前卷（第 5 卷）完成后，即在 1951 年 7 月刊出版后，停止海外版

204

的发行[25]。

编辑患病

在 1950 年 12 月 12 日的一次会议上，据报道，编辑 Andrew Monro 因病可能会"停止工作"约 6 个月。然而，学生会将继续支付他薪金直到 1951 年 3 月 31 日。双方同意由 LP Le Quesne 担任代理编辑，每周 5 英镑[26]。1951 年 4 月宣布，Monro 博士将于 5 月 1 日恢复其职务，但会议认为从那时起需要 2 名编辑，即 1 名高级编辑和 1 名初级编辑[27]！

PMJ 的可行性

在 1951 年 5 月 15 日的一次会议上，《英国医学杂志》编辑 Hugh Clegg 博士应邀出席了会议。他首先指出，"几乎所有的期刊都陷入财务困境"。他建议将 PMJ 的价格从每年的 24 先令提高到 3 几尼，同时，他也觉得编辑委员会应该考虑把它作为双月刊（而不是月刊）。他还表示，目前广告费用太低[28]。

在 1951 年 9 月 11 日的会议上，澳大利亚出版社宣布为该杂志任命了一名新的广告经理，并在第 1 个月内获得了新的广告[29]。1953 年 2 月 10 日，据报道，澳大利亚出版社正在进行自愿清算，但 Goodge 先生或许能够重新开始经营这项业务——在这种情况下，人们希望他能够继续与该协会的合作[30]。看来，获得广告的大部分困难都是由于 PMJ 的发行量相对较低[31]。同时，PMJ 继续讨论专题问题，如麻醉学、儿科学、风湿病学、心脏病学和神经病学。

编辑的问题

在 1951 年 11 月 13 日的会议上，两位编辑都递交了辞职信，Monro 辞职是因为他的日常工作越来越多，Le Quesne 的辞职则是因为他正在为一个重要的奖项准备一篇论文。同时，PMJ 的成本将增加到每年 36 先令或每份 3 先令 6 便士[32]。第 2 年 2 月 12 日宣布任命 CG Rob 教授为编辑，从 4 月 1 日起生效，其年薪 300 英镑，外加 25 英镑每季度的电话费、邮费和文具费[33]。在 1958 年 11 月 11 日的一次会议上，AAG Lewis 博士被任命为 PMJ[34]。的医学联合编辑，大家普遍同意期刊应在美国普及。但是人们仍然担心广告的持续减少[35]。从 1959 年 9 月 30 日起，Rob 教授辞去编辑一职，6 年后，Lewis 成为唯一的编辑（除财务主管外），年薪 300 英镑[36]。他认为，应从最广泛的意义上解释该杂志的标题，这意味着该杂志将引起所有那些已取得资格、希望随时了解最新发展和趋势的医务人员的兴趣[37]。

由于财务状况恶化，FPM 的订阅费从 1958 年 4 月 1 日起从 10 先令 6 便士增加到 21 先令，PMJ 的年度订阅费从 36 先令增加到 63 先令（单本价格由 3 先令 6 便士上调至 6 先令 [38]）。

温波尔街 1 号办公地址遭受威胁

1949 年 12 月 13 日，执行委员会和编辑委员会召开了一次会议，会上报道了一个令人不安的消息："鉴于 RSM 对办公场所的需求日益增长，在不久的将来，学生会可能会被要求搬离他们在温波尔街 1 号的房间"。因此，请委员会审议这一事项，并就从可行性和费用的角度，对新的场所提出建议 [39]。

在 1950 年 2 月 14 日的会议上，大家达成一致意见："如果可能的话，应购置不仅能容纳学生会办公场所，还能容纳 Blythe 办公室的场所，以确保业务经理和学生会办公室之间更紧密的工作 [40]。"但是，在 5 月 9 日的会议上，主席 Davidson 提到 Blythe "突然意外死亡"。关于办公场所问题，Davidson 还没有做出明确的决定，但他在会议上表示，"澳大利亚出版社希望接管玛格丽特街 24 号（24 Margaret Street）的租约（仍以 Blythe 先生的名义）"，如果他们成功获得租约，FPM 可能能够在广告和期刊的制作方面进行更密切地合作 [41]。

办公场所问题变得越来越紧迫。1950 年 12 月，Davidson 报告说，"学生会将不得不在 1951 年 3 月 31 日离开他们的 RSM 办公室（即 28 号房间），他要求委员会成员尽最大努力提出其他场所的建议[42]"。显然，在 Howard de Walden Estate 地产的批准下，有可能在波特兰广场（Portland Place）获得合适的房间[43]。Davidson2 月 13 日宣布，"Howard de Walden Estate 地产已同意接受学生会为租户 Seymour Robinson 成为波特兰广场 60 号一楼的租户"（图 14-1），但该许可（最终获得了批准）仍需从规划管理局获得[44]。

其他学生会事宜

人们认为，让更多的全科医生参与学生会是很有意义的。在 1954 年 4 月 13 日的会议上，编辑报告说，"皇家全科医师学院 Hunt 博士对研究生学生会方面的工作比期刊更感兴趣"。由于英国研究生医学联合会只能在大学范围内安排课程，Hunt 对任何能够在各省或学生会未涵盖的医院能为全科医生安排课程的协会都感兴趣[45]。

同年 10 月，会议在 Villa Villa 而非 Chatelain 餐厅举行，这是最后一次会议。Levi（其中一位荣誉秘书长）报告说，"未来的晚宴（从下一个委员会开始）可能会在 RSM 举行"。晚餐后，成员们将搬到一楼（Marcus Beck 图书馆，后来改成女性成员专用），用作会议的业务部分[46]。

在 1955 年 1 月 11 日的会议上，秘书长报告说，"印度之家的医学顾问曾要求，在分配有限课程的听课名

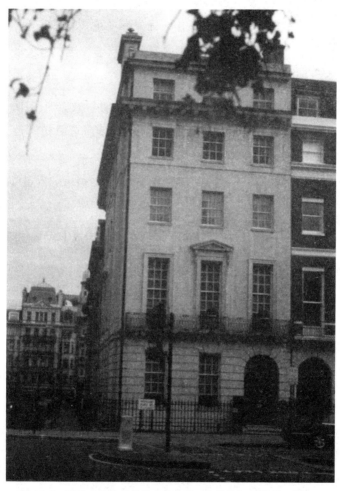

图 14-1　1951—1960 年的学生会总部，波特兰街 60 号的一楼

额时，应优先考虑政府挑选和资助的研究生，并表示 BPMF 给予了这种优先考虑"。然而，会议拒绝了这一要求，并决定继续目前的工作，优先事项是"以邮戳的时间为准"[47]。在 1960 年 2 月 2 日的一次会议上，写了以下有趣的记录："会议讨论了为非白人学生开设特殊课程的问题，并同意可能会接触 Alec Wingfield 博士，看看他是否能在这件事上提供帮助。"Wingfield 简短回复，"他自己抽不出时间[48]"。

　　1955 年 6 月，关于圣斯蒂芬医院（St Stephen's Hospital）MRCP 课程也进行了大量讨论。似乎有两个紧迫的问题：一是行政问题，二是课程组织者 Harvey 博士的独断态度，他认为自己应该决定谁应该被选入课程[49]。惠廷顿集团（Whittington Group）MRCP 课程（Whittington Group MRCP 课程）由学生会安排，被描述为重要且受欢迎的课程。主办方 Michael Ashby 博士被增选为执行委员会成员。AAG Lewis 博士代表 Connaught、Wanstead 和 Whipps Cross 医院，Philip Harvey 博士或 Dudley Hart 博士（均为执行委员会成员）代表圣斯蒂芬医院课程。因此，当时有三个 MRCP 课程在运作[50]。当时，传染病课程也存在问题，主要是由于缺乏临床资料。有一门课程被严重投诉，执行委员会曾认为该课程"完全合理"，因此退还了课程费[51]。

再次搬迁

1960 年 7 月 19 日，在舰队街 145 号（145 Fleet Street）的 Ye Olde Cheshire Cheese 举行了一次会议（唯一一次在那里举行的会议）。詹姆斯街 9 号（9 Great James Street）有一间办公室（图 14-2），Lewis 在会上说，"谈判正在进行中"。

FPM 与整个英联邦研究生教育相关的目的，以及它与其他类似组织的关系也成为讨论的主要议题。讨论了与 FPM 工作相关的两所皇家学院、英国文化协会和 BPMF 的研究生活动。一致的意见是"学生会要履行一项重要的职能，这是任何其他机构都无法履行的"。会议还决定邀请皇家外科学院、BPMF 和英国文化协会的代表参与讨论"协调该国研究生教育设施的方式[52]"。

9 月 27 日，Lewis 报告说，"将办公室从波特兰广场 60 号搬到詹姆斯街 9 号的所有安排都已完成"。由于对 Whittington 课程（见上文）的某些申请人的素质感到不安，在该次会议上决定实际上应由医院代表与执行委员会成员共同进行选择。TD Kellock 博士提到了在米德尔塞克斯中央医院（Central Middlesex Hospital）开设课程的可能性。在随后的执行委员会会议上，记录了在伦敦以外，在阿什福德医院（Ashford Hospital）、米德尔塞克

211

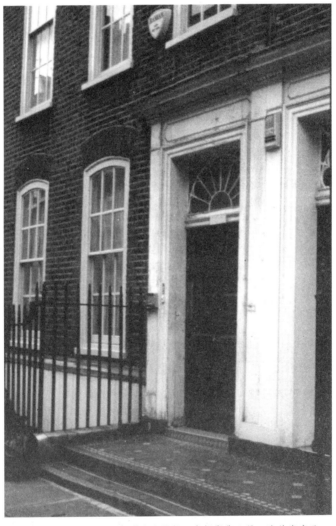

图 14-2　1960—1977 年学生会总部，詹姆斯街 9 号。这处房产已被遗弃

斯（Middlesex）、牛津（Oxford）和彻特西（Chertsey）
举办的各种课程，以及 Ashby 博士关于选择惠廷顿课程
申请人的信[53]。

未来政策与公司化

在 1960 年 2 月的会议上（见上文），还同意成立一
个小组委员会，成员包括主席 Davidson（依职权）、编辑
Lewis、荣誉秘书 D Levi、TD Kellock 博士和 Llewellyn
先生，"其功能应该是从商业角度调查学生会和期刊的整
个工作[54]"。

在与老犹太人街 11 号 [11 Old Jewry（EC2）] 的克
利福德 - 特纳公司（Clifford-Tumer & Co.）的律师进行
协商后，专门委员会认为，"注册为一家担保有限公司，
将会产生许多优势"（见第 16 章）。因此，荣誉财务主
管被指示采取措施实现这一目标。会议还同意，"一个小
组委员会包括主席 Davidson、荣誉财务主管 Lewis，编
辑也由 Lewis 担任，并且包括执行委员会的其他 2 名成
员，任期 1 年，以及任何由小组委员会增选的人负责学
生会的日常管理工作"。该小组委员会建议，执行委员会
应为 PMJ 制订研究生教学和编辑政策的总决策，否则，
编辑应对后者拥有完全的权力[55]。在随后的执行委员会
会议上，人们表现出对学生会和研究生医学联合会在一

213

个共同领域竞争的程度的关切。另一个未回答的问题是，FPM 在多大程度上被视为一个"官方"机构[56]。

贸易委员会最终同意了该协会律师提出的所有建议，但在新章程生效之前，有必要召开一次特别会议以批准公司成立（可能在 1962 年 3 月举行）。事实上，贸易委员会已经放弃了对编辑需是委员会受薪成员的反对意见[57]。

参考文献与注释

[1] Minute Book 4: 55–7.

[2] Ibid. 59–63.

[3] Ibid. 66–8.

[4] Ibid. 69–72.

[5] Ibid. 73–4, 75–6.

[6] Ibid. 77–8.

[7] Ibid. 79.

[8] Ibid. 80–1, 82, 83, 84–5.

[9] Ibid. 86–8.

[10] Ibid. 89–90.

[11] Ibid. 91.

[12] Ibid. 94–8.

[13] Ibid. 102–3.

[14] Op. cit. *See* Note 12 above.

[15] Op. cit. *See* Note 1 above: 104–6.

[16]　Ibid. 107–10.

[17]　Ibid. 113–17.

[18]　Ibid. 126.

[19]　Ibid. 137.

[20]　Ibid. 130–1, 132.

[21]　Ibid. 138.

[22]　Ibid. 139–40, 143.

[23]　Ibid. 147–8.

[24]　Ibid. 149–50.

[25]　Ibid. 160–1.

[26]　Ibid. 160, 164.

[27]　Ibid. 165–6.

[28]　Ibid. 167.

[29]　Ibid. 168.

[30]　Ibid. 179.

[31]　Ibid. 180, 181.

[32]　Ibid. 170.

[33]　Ibid. 173.

[34]　Ibid. 231–2.

[35]　Ibid. 235–6.

[36]　Ibid. 237–8, 239–40.

[37]　Ibid. 248–50.

[38]　Ibid. 223–4.

[39]　Op. cit. *See* Note 24 above.

[40] Op. cit. *See* Note 1 above: 152.

[41] Ibid. 156.

[42] Op. cit. *See* Note 26 above.

[43] Op. cit. *See* Note 1 above: 162.

[44] Ibid. 163, 165–6.

[45] Ibid. 187; John Henderson Hunt (later Lord Hunt of Fawley) (1905–87) was a founder and president of the Royal College of General Practitioners. [*See also:* VWM Drury. Hunt, John Henderson, Baron Hunt of Fawley (1905–87). In: HCG Matthew and B Harrison (eds) *Oxford Dictionary of National Biography.* Oxford: Oxford University Press 2004: 28: 855–6.]

[46] Op. cit. *See* Note 1 above: 192–4.

[47] Ibid. 194.

[48] Ibid. 239–40, 241.

[49] Ibid. 199–200, 203–4.

[50] Ibid. 211, 212–13.

[51] Ibid. 220–1.

[52] Ibid. 255–6.

[53] Ibid. 257–8, 259–60, 261.

[54] Op. cit. *See* Note 48 above.

[55] Op. cit. *See* Note 1 above: 241–7.

[56] Ibid. 251–2.

[57] Ibid. 262–5.

The scenario surrounding postgraduate training after 1945
第15章 1945年后的研究生培训

Goodenough[1] 委员会在 1944 年发表了一份关于医学教育的详细报告，其中大部分面向本科医学院。成立该委员会的目的是确立教学医院及其医学院在当时正在形成的国家医疗模式中的地位；因此，当 NHS 成立时，教学医院被排除在地区医院网络之外，置于独立董事会（包括医务人员、学校和大学的代表）的控制之下，这些董事会直接向部长负责。

战后伦敦的总体情况

"Goodenough 报告"得出结论，"伦敦的研究生教育仍然不足，并建议创建一系列研究所作为与伦敦大学相关的联邦组织的一部分"。因此，英国研究生医学联合会于 1945 年成立，由 Francis Fraser 爵士[2]（从英国研究生医院转入）担任主席[3]。Fraser 认为哈默史密斯的 BPMS 远离大都市的中心[4]，因此检查了新研究生医院的各个中心站点，其中包括育婴堂（Foundling）和圣玛丽修道院（St Mary Abbots）站点。然而，Wilson Jameson 爵士[5] 和卫生部长 Aneurin Bevan（1945—1951 年）[6] 却有不同的看法。1961 年，卫生部长 Enoch Powell（1960—1963 年）[7] 提出了一个替代方案，即尽可能将专科医院集中为两组，一组在 Holbom 地区，另一组在 Chelsea Fulham 路附近。为了确定将指导研究生中心的组织的一般原则，在 George Pickering 爵士的主持下成立了一个部长级委员会[8]。由于费用过高，最后放弃了两个组的概念（见上文）。在教资会的建议下，皇家医学教育委员会于 20 世纪 60 年代初成立，并于 1968 年提出报告。在许多建议中，有一项也建议研究生院应与配对的医学院结成联盟，以结束前者的孤立，为后者提供各专业的学术人员。该委员会重申了"Goodenough 报告"（见上文）中规定的许多原则。

1971 年，Keith Joseph 爵士（社会服务国务秘书，1970—1974 年）[9] 得出结论，"研究生医院不可能由地区医疗卫生管理部门管理，这将为研究生与其他医院之间建立方便的联系留出时间"。随后，教学医院协会委托对研究生医院的运作及其与卫生服务其他部分的关系进行研究。

专科研究生医院的治理方式尚未确定。然而，有人建议，根据 1968 年皇家委员会报告，专科研究生医院应该与附近的其他服务密切相关。但是，如与综合医院关系过于密切，当然有被合并并且最终消亡的风险！最终定义了两个组：①需要重新安置组与综合医院密切相关，由相应的地区医疗卫生部门管理；②在可预见的未来，该研究所可能会继续保持目前的形式（包括大多数较大的研究所），应由新成立的特别卫生局管理，以取代现有的理事会。

那么，FPM 在这个复杂且极具争议的迷局中究竟处于何处？FPM 是否仍有未来？

219

参考文献与注释

[1] Sir William Macnamara Goodenough, Bt (1899–1951) was a banker who was also an Oxford history scholar. He became Chairman of the Interdepartmental Committee on medical schools of the Nuffield Provincial Hospitals Trust. He was also responsible for a students' hall of residence-William Goodenough House. He had strong agricultural interests and enjoyed fox-hunting. [*See also*: D Veale, C Fitzherbert, M Ackrill. Goodenough, Sir William Macnamara, first baronet (1899–1951). In: HCG Matthew and B Harrison (eds) *Oxford Dictionary of National Biography*. Oxford:

Oxford University Press 2004: 22: 775–6; CD O'Malley (ed.) *The History of Medical Education*. London: University of California Press. 1970: 548.]

[2] Sir Francis Richard Fraser, FRCP (1885–1964) received his education at the Edinburgh Academy, Christ's College Cambridge and Edinburgh University. After junior appointments in London and Edinburgh, he had appointments in the USA, and during the war he was Consulting Physician to the British Army of the Rhine. Before the war, he had been Professor of Medicine at the BPMS, and then Physician and Director of the Professorial Unit at St Bartholomew's Hospital. From 1946 until 1960, Fraser was Director of the BPMF, and from 1947–49 he was Deputy Vice-Chancellor of the University of London. At the RCP, he was Goulstonian lecturer, Croonian lecturer and Harveian orator. [*See also: The Times*. London 1964: 8 October: 5; J McMichael. Fraser, Sir Francis Richard (1885–1964). In: HCG Matthew and B Harrison (eds) *Oxford Dictionary of National Biography*. Oxford: Oxford University Press 2004: 20: 831–3; *The Lancet* 1964: ii: 867–9; *BMJ* 1964: ii: 950–1, 1015; *Munk's Roll* 5: 141–2.]

[3] G Rivett. *The Development of the London Hospital*

System 1823–1982. London: King Edward's Hospital Fund for London 1986: 258, 283–4, 296–8, 306–9, 319, 337–9.

[4] Anonymous. Proposed developments of post-graduate facilities. *Postgrad Med J* 1927: 2: 173.

[5] Sir (William) Wilson Jameson (1885–1962) was Chief Medical Officer from 1939 until 1950. [*See also:* GE Godber. Jameson, Sir (William) Wilson (1885–1962). In: HCG Matthew and B Harrison (eds) *Oxford Dictionary of National Biography*. Oxford: Oxford University Press 2004: 29: 767–8; NM Goodman. *Wilson Jameson: architect of national health*. London: George Allen and Unwin 1970: 216].

[6] Aneurin Bevan, MP (1897–1960) was Labour Minister of Health from 1945 until 1951, and chief architect of the National Health Service. [*See also:* D Smith. Bevan, Aneurin [Nye] (1897–1960). In: HCG Matthew and B Harrison (eds) *Oxford Dictionary of National Biography*. Oxford: Oxford University Press 2004: 5: 566–73; M Foot. *Aneurin Bevan 1897–1960*. London: Victor Gollancz 1997: 634.]

[7] (John) Enoch Powell, MP (1912–98), a Greek scholar, he was Conservative Minister of Health from 1960 until 1963. [*See also:* S Heffer. Powell, (John) Enoch (1912–

98). In: HCG Matthew and B Harrison (eds) *Oxford Dictionary of National Biography.* Oxford: Oxford University Press 2004: 45: 80–90.]

[8] Sir George White Pickering (1904–80) was professor of medicine at St Mary's Hospital London (1939–56) and then Regius Professor of Medicine at Oxford (1956–68). He was a medical scientist with a great interest in medical education. [*See also:* J Badenoch. Pickering, Sir George White (1904–80). In: HCG Matthew and B Harrison (eds) *Oxford Dictionary of National Biography.* Oxford: Oxford University Press 2004: 44: 206–7.]

[9] Lord (Keith) Joseph (1918–94) was Conservative Secretary of State for Health and Social Security from 1970 until 1974. [*See also:* B Harrison. Joseph, Keith Sinjohn, Baron Joseph (1918–94). In: HCG Matthew and B Harrison (eds) *Oxford Dictionary of National Biography.* Oxford: Oxford University Press 2004: 30: 718–28.]

'Incorporation', and a major
change of tack

第16章 "公司化"及战略的
重大转变

显然，20世纪60年代的伦敦与两次世界大战期间的情境大不相同。BPMS现在已经在哈默史密斯（Hammersmith）稳固地建立起来了，BPMF接管了大部分课程的组织和运行，承担了以前由FM及其继任者FPM承担的大部分工作。此外，皇家学院本身对研究生医学培训越来越感兴趣，而且在大多数英国医院中，拥有自己导师的研究生医学中心如雨后春笋般涌现。

1962年3月，FPM的财务主管A AG Lewis能够向执行委员会保证，该学生会与BPMF的关系现在更加密切，它们之间的合作是友好的[1]。

公司化

尽管委员会内部有一些不同的意见，但大多数成员认为公司化现在是FPM的最佳策略（见第14章）。1961

年底，贸易委员会批准了新章程的最终草案，并刊载于《泰晤士报》。1962 年 4 月 11 日，该学生会实际上成立了（公司注册证书 721213）。Maurice Davidson 成为新成立的协会首任主席，David Levi 和 Karl Nissen 担任副主席，Lewis 担任荣誉财务主管。注册办公室的地址是 WC1 区詹姆斯街 9 号，根据"公司法"的规定，在大楼的正门入口处放置了标牌[2]。

此后不久，人们似乎就 FPM 如何帮助在英国的印度毕业生进行了大量讨论。执行委员会普遍认为，除非他们在这个国家接受了至少 3 个月的培训，否则对他们几乎无能为力，而且最好的解决方案是在较大的英国医院集团和印度医学院之间建立学生 / 教师交换机制……[3]。

策略上的重大改变

20 世纪 60 年代中期，由于研究生培训方面的反对意见如此之多，人们对 FPM 是否继续作为一个可行的机构产生了相当大的怀疑。由于 FRCS 期末考试规则的改变，加上对其实施日期的怀疑，导致参加外科课程的毕业生人数已经急剧下降。此外，由于来自英联邦政府的财政援助的大幅下降，海外研究生支付在英国培训的费用变得越来越困难。

1967 年 11 月 8 日，Lewis 在会议上强调，"很多医院已经建立了研究生中心"。此外，Whittington 医院的 MRCP 课程非常成功，没有必要做广告，FPM 已经同意免除该课程 15% 的佣金，只收取 50 英镑的固定金额。在 12 月的下一次执行委员会会议上，Lewis 指出，"在任何情况下，大多数研究生由地区委员会支付他们的课程费用，并且他们不太可能同意向 FPM 支付 15% 的费用用于组织课程，在大多数情况下，这可以由新研究生中心的秘书来完成"[4]。

然而，1968 年初，在新成立的 FPM 的第六届年度大会上，有人指出，"有……迹象表明，由于卫生部发布了新的培训通知，参加这些课程的人数正在增加"[5]。同年 5 月，一个课程组织者小组委员会在 Athenaeum 召开会议，会议记录显示课程收入再次增加，这可能主要是因为根据 HM67（27）条例，越来越多的课程可申请进修假期。人们还认为 FPM 对其课程收费过低，收费应提高到每小时 5 几尼甚至 7 几尼。此外，员工的工资应提高到 2 几尼，并加上一些津贴[6]。

学生会未来的角色

1970 年末，在一次议题为"任何其他业务"的理事会会议上，有人问 FPM 课程是否会继续。作为回应，

225

Lewis 说："尽管很多次预测需求会下降，但这些年来需求一直在增长 [7]。"未来的角色多年来一直是学生会议讨论的主要议题。然而，在这一点上似乎存在着重大的分歧。在 1971 年 11 月 17 日的理事会会议上，成员们进行了充分的讨论（根据编辑备忘录记录）。一种观点认为，"这些课程在亏损中开办，但似乎仍然满足了某种需求，尽管目前研究生教育数量巨大，但需求并未明显减少"。与会者还强调，有必要举办与爱丁堡（Edinburgh）类似的组织良好的课程。另一种观点是，"课程没有太多需要……"，这些课程要么应该扩大，要么应该完全放弃。

其他观点认为，课程的逐步淘汰和出版方面的扩展，出席会议的几位成员都有同样的感受。最后大家一致同意，暂时延续这些课程，并希望如果进行重组，现有员工将被整合到扩大后的结构中 [8]。

1973 年 4 月，Robert Drew 爵士简要地总结了当时的学生会活动：①给医生的建议；②出版期刊 PMJ；③运行……课程。但是，并非所有人都对其中第三项，也就是对这门课的现状感到满意。有些人认为他们应该重组，或者由适当的研究生中心的临床导师接管。这些课程（在该组织 1919 年成立时数量很少）可以作为一项服务在 PMJ 上刊登广告，但学生会不再需要开办这些课程。如果课程停止，FPM 可能会进行其他活动，如

226

组织研讨会，并在 PMJ 上发表。不过，总的来说，大家一致认为，"在次年应该逐步取消学生会对课程的参与"[9]。因此，PMJ 策略发生了变化，从课程的组织（这在早期形成了该组织的理由），到专注于刊物出版（见第18 章）。

在 1980 年 6 月 10 日举行的第 18 届年度全体大会上，成员们提出关于 FPM 未来活动的建议很少，这次是在"任何其他事务项"下提出的。其中一项建议是进一步加强与其他组织（如 BPMF）和与之相关的个人的合作[10]，1981 年 12 月某次编辑会议上提出的另一项建议是，学生会应该寻找一个研究生组织，PMJ 可以成为新闻的载体（也许是临床导师协会），并且它本身可以作为期刊的材料来源，以及该组织的成员支付较低的订阅费用[11]。

227

然而，没有明确的"未来战略"！

"Davidson 奖"

Maurice Davidson 博士（新成立的 FPM 的第一任主席）于 1962 年捐赠了一笔基金，每年将从中获得的 100英镑，作为临床奖，用于帮助研究生进行临床研究。然而，到 1971 年（Davidson 于 1967 年去世），人们普遍感到失望的是，获得这些奖项的某些人没有为 PMJ 提交其承诺的论文。后来有人提出，这些奖项可以"……帮助年轻医生支付国际学术交流的旅费"。在 1982 年第 20 届会员年会上，另外的建议是，Davidson 奖的部分资金可以用于宣传讲座，并可以在 PMJ 上发表[12]。

因此，尽管进行了大量卓有成效的讨论，但"Davidson奖"的策略却从未被明确。

会议的办公室和场地

在最初的日子里，学生会总是在 RSM 聚会，现在已经变得有点四处游荡了。例如，1966 年执行委员会会议在 WC1 南安普顿街的格兰德酒店（Grand Hotel）举行，2 年后，课程组织者小组委员会在雅典娜宫举行会议。那一年还在伯宁顿（Bonnington）酒店举行了一些编辑会议。1970 年和 1971 年，金斯利（Kingsley）酒店似乎是行政会议和编辑会议的首选地点，到了 1977 年，"橄榄球俱乐部"被用作理事会会议的地点[13]。

1973 年 4 月，由于詹姆斯街（Great James Street）的一场火灾（自 1962 年成立以来，注册办公室一直在大詹姆斯街 9 号，WC1），学生会办公室临时搬到伦敦大厦。由于他们不得不在 1985 年搬出钱多斯大厦（Chandos House）（图 16-1）（因为 RSM 正在出售这些房产），学生会必须找到一个"新的办公地点"；其间，BMA 大厦（BMA House）、高级法律研究所（Institute of Advanced Legal Studies）、罗素广场（Russell Square）都被考虑过，

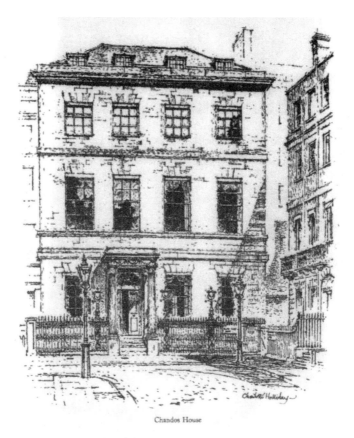

Chandos House

图 16-1　W1 区的钱多斯大厦，当时归 RSM 所有；1973—1985 年，作为 FPM 的总部。这座 18 世纪的建筑现在再次成为 RSM 的房产（经许可转载，引自 Wellcome Library, London）

但于 1983 年 12 月，圣安德鲁广场（St Andrew's Place）（皇家内科医学院所在地）（图 16-2）最终被认为是最合适的地点[14]。

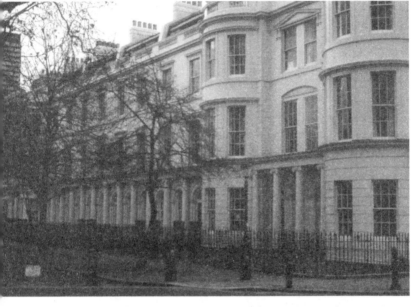

图 16-2　NW1 区的圣安德鲁斯广场；1985—1993 年，FPM 的总部位于这座经过翻新的露台上

学生会主席和成员

在这几年中，即 20 世纪 60 年代末至 80 年代中期，共有三位新主席——KI Nissen 先生[15]、Robert Drew 爵士[16] 和 JP Hopewell 先生[17]。

自学生会成立初期以来，没有明确规定成为其会员的入选标准。1962 年，执行委员会决定（来自 Levi 先生和 Kellock 博士的建议）：所有在该课程上授课的人和那些已经订阅杂志成为会员 5 年的人都属于该学生会的合适候选人[18]。

最后的课程

经过大量讨论,FPM 组织的课程终于在 1974 年结束。然而,到目前为止,已经为实现这一目标做出了重大努力——这毕竟是 FPM 最初创立的理由。

从财务角度来看,MRCP 和 FRCS 课程是最成功的课程。例如,在 1963 年,有人提到米德尔塞克斯医院(West Middlesex Hospital)开设了一门新的全科医学 MRCP 课程,西北大都市区研究生教育顾问和 BPMF 获悉了这一情况。那一年还安排了一个新的手术课程。因为在这个关键时刻,这被认为是提高学生会收入的必要条件,课程费用的佣金从所有收到的费用的 10% 提高到 15%。第 2 年(1964 年),Royal Marsden 医院对 FRCS 课程的反应令人鼓舞。同年晚些时候,Bethnal Green 医院的 RH Balme 医生要求 FPM 赞助一个为期 2 周的全科医学全日制课程。然而,到 1966 年,惠廷顿 MRCP 课程众所周知,以至于从那时起,它可以在没有 FPM 帮助的情况下组织该课程[19]。

因此,从课程组织的角度来看,FPM 已经失去了它的作用!从现在开始,大部分内容都将致力于出版 PMJ,

但未来活动的战略、非组织和行政，仍有待制订。

参考文献与注释

[1] Minute Book 5: 1–5.

[2] Ibid. 8–13, 14–15, 16–17; Book 6: 13–14; Clifford-Turner & Co. The Companies Act 1948: Company Incorporated by Licence of the Board of Trade Limited by Guarantee and not having a Share Capital. Memorandum and Articles of Association of the Fellowship of Postgraduate Medicine. 1962: 23 March: 25.

[3] Op. cit. *See* Note 1 above. 44–5, 46–8.

[4] Ibid. 85–6, 89–90.

[5] Ibid. 93–4.

[6] Ibid. 96–8.

[7] Ibid. 132.

[8] Ibid. 143–5.

[9] Ibid. 161–2.

[10] Ibid. 212–13.

[11] Ibid. 225–6.

[12] Ibid. 8–13, 14–15, 141–2, 189–91, 231–3.

[13] Ibid. 72, 96, 102–3, 117–18, 119–20, 139–10, 192.

[14] Ibid. 8–13, 161–2, 251–2, 255.

[15] Karl Iversen Nissen, FRCS (1906–95) was bom in Otago of a Danish father and English mother. He was educated in New Zealand, and qualified from Otago Medical School in 1932. He came to England in 1935, and from 1943—15 was an orthopaedic specialist in the RNVR in South Africa. In 1946, Nissen was appointed consultant orthopaedic surgeon to the Royal National Orthopaedic Hospital at Stanmore. He had a great interest in the FPM and served as its president from 1968 until 1976. [*See also:* DS Halpin. *Br Med J* 1996: 312: 374; Anonymous. *Plarr's Lives* 1991–96: 236–7.]

233

[16] Lieutenant-General Sir Robert Drew, KCB, FRCP (1907–91) received his education at Sydney Grammar School and Sydney University. He joined the RAMC in 1931 and rose to the rank of Lt-General. He was one of the first housephysicians at the RPMS *(see* Chapter 10) in 1935. From 1960–63 he was Commandant of the RAM College, Director of Medical Services British Army of the Rhine (1963–64), and Director-General of Army Medical Services (1965–69). From 1970–76 Drew was Deputy-Director of the BPMF. At the RCP, he was Goulstonian Lecturer in 1946. [*See also:* Anonymous. *The Times.* London 1991: 31 July; J

Baird. Drew, Lt Gen Sir (William) Robert (Macfarlane). *Munk's Roll.* 9: 133–7.]

[17]   John Prince Hopewell, FRCS (1920–present) was a consultant urological surgeon at the Royal Free Hospital from 1957 until 1986. He was educated at Bradfield College and King's College Hospital, London. Hopewell was a pioneer of transplant surgery.

[18]   Op. cit. *See* Note 1 above: 6–7.

[19]   Ibid. 25–6, 29–31, 32–4, 37–8, 39–40, 48–9, 70.

*The Fellowship at the end of the
twentieth and beginning of the
twenty-first centuries*

第 17 章　20 世纪末至 21 世纪初的
学生会

为未来寻找合适的"定位"仍然是理事会和执行委员会会议的主要讨论主题；历史上，该慈善机构的主要目标当然是组织研究生课程和安排，尤其是对海外访学者。后来，采取了一个重要的"转变"，即专注于PMJ（见第 16 章）。但显然 FPM 不能仅靠提升 PMJ 来存在。因此，必须发现一个（或多个）新角色，这是 Paul Turner 在担任主席期间反复强调的事实。1986 年，FPM涉及的领域总结如下：① PMJ 的制作产出；②安排讲座、演示、讨论和展览；③向英国和海外学生（研究生）提供医学文献和信息；④授予助学金。此外，秘书长 Singer 热衷于通过在伦敦或伦敦周边地区为欧洲研究人员组织会议来扩大其影响[1]。1987 年也有人认为，"研究生中心和全科医生之间的关系很密切"，并且那里可能有扩展的机会[2]。在 1987 年 6 月 16 日举行的第 25 届年会上提出的其他建议是与欧洲医学研究小组（European Medical Research Group，EMRG）更密切地合作（我们将听到更多关于该倡议的信息），并援引"Davidson 奖"来发表年轻研究人员的新成果[3]。

与全国临床导师协会合作

1988 年，英国临床导师协会（National Association for Clinical Tutors，NACT）（见下文）提出请求，希望与圣安德鲁广场（St Andrew's Place）的 FPM 共享办公设施。该协会的主席是心脏病专家 PR Wilkinson 博士，此前曾接触过 BPMF，但结果是负面的。NACT 前主席是 Nicholls，他也是未来的 FPM 主席，总结了其活动。它曾经是一个与导师关系松散的学生会（得到制药行业的支持），目前由"研究生中心"捐款资助。每年举行两次利润很小的会议，还颁发了两次旅行奖学金[4]。因此与 NACT 建立了"联系"（主要是在 Turner 的倡议下），预计将形成一个论坛，讨论临床导师感兴趣的问题，并进一步为 PMJ 提供"大量投入"；NACT 被授予该杂志编辑委员会的 2 个名额，其成员将从 1989 年 1 月起收到 PMJ 的印刷本[5]。

236

之后的活动

1989 年 6 月 13 日，在伦敦医学会举行的第 27 届年会上，秘书长简明扼要地总结了 FPM 的整体活动（除参与 PMJ 外）。

1. 奖励国际学术交流和研究补助金。

2. 对 EMRG 提供持续支持。

3. 为 NACT 提供秘书处，与世界卫生组织运作良好且财务稳健的安排。

4. 1992 年在伦敦与欧洲内科医学协会（AEMIE）的年轻成员一起组织了一次会议（FPM 将是联合主办方）。与此同时，EMRG 受到了相当大的关注，1995 年举行了另一次联席会议，第一次是在 1992 年[6]。

1989 年，总医务委员会就"完成高等专科培训的注册"文件和卫生部关于"1991 年国家健康"的文件征求意见[7]，显示出 FPM 在医学教育中领域仍然占有突出地位的事实。

1990 年第 28 届年度会员年会上进一步讨论了 AEMIE 项目，会议认为：①可能很难获得（关于欧洲研究生医学教育）会议的赞助；②伦敦是"年轻毕业生的昂贵场所"。尽管如此，1992 年 10 月 1 日和 2 日在皇家医学院举行的这次会议（由 Nicholls 负责），在惠氏（Wyeth）

（4000 英镑）和辉瑞制药（Upjohn）的一个事业部（法玛西亚－普强公司）（1000 英镑）的支持下取得了巨大成功；事实上，有来自全欧洲的 40 名发言者和 150 多名代表列席会议。会议记录发表在 PMJ 的补充文件中。在1990 年的会议上，还有人呼吁与波兰、其他东欧国家和苏联建立联系[8]！

1993 年，医学教育的总主题是"继续医学教育"（Continuing Medical Education，CME）；显然，对于有些"财殚力竭"的 FPM 来说，这似乎具有很大的意义。事实上，FPM 是否应该"提供高质量的 CME"仍存在争议，特别是因为它完全独立于 NHS、大学或商业联系，并且可以作为一个"诚实的中间人"存在[9]。

1995 年和 1996 年，FPM 分别出版了一本《医学中的沟通技巧》（该书基于 PMJ 上的文章），以及 1995 年3 月 30 日和 31 日举行的"欧洲 CME"会议记录。同样在 1995 年，NACT 于 1996 年 6 月 7 日组织了一次非常成功的"基于问题的学习"（Problem-based Learning，PBL）会议，会上有 7 位发言者和 100 多名代表。还考虑了 FPM 和 NACT 就"道德"问题举行联合会议的可能性。另外的可能性是 1997 年春季由 Ingram 组织的"健康信息学"会议[10]。

在理事会和执行委员会的会议讨论中反复强调 FPM

需要明确的目标，除了管理 PMJ，后来在 1997 年，在 Cook（当时是 FPM 的副主席）领导下成立了工作组，成员包括 Singer 和 Wilkinson，以"着眼于协会的长远战略目标"。大家一致认为，FPM 在"培训教员"方面具有重要的整体作用，并且必须更明确地定义 FPM 的目的[11]。

1998 年，时任主席 Drew（前主席之子）在 1998 年 6 月 23 日举行的第 36 届年会上表示，当时至少有六个"热点"项目。

1. 设立编辑部。

2. 与英国皇家医师学会就未来的会议进行讨论。

3. 讨论可能的"海外"会议。

4. 以 FPM 的名义在爱丁堡进行的首次授课（在爱丁堡）。

5. 以会议形式召开的"同行评审"会议。

6. 以 FPM 的名义组织课程。有人提议，FPM 应赞助 EFIM 在爱丁堡的演讲和奖章（由主席出席），总额为 2000 英镑，以及于 1999 年 9 月在剑桥举行的 RCP 区域会议，估计将花费 8000 英镑。理事会不情愿地批准了这两项举措，后来对后者提出了大量负面评论[12]。

与全国临床导师协会关系的终结

FPM 于 1988 年与全国临床导师协会签订了共用一个

秘书处的合同。多年来，各方一再保证，合作关系证明对双方都有利。然而，NACT 为 PMJ 提供的文件拷贝非常少，正如人们经常说的那样，NACT 的许多成员将他们的 PMJ 文件拷贝捐赠给了他们当地的图书馆——因此 PMJ（及 FPM）实际上在财务上损失惨重。在第 30 届年会上，Wilkinson（NACT 主席）支持继续联系，并宣布"导师的角色正在改变""和院长们有了新的关系"。因此，NACT 于 1994 年决定中断与 PMJ 的联系，但保留与 FPM 的联系。然而，Wilkinson 希望随着 PMJ 向 CME 方向的转变，导师将越来越多地看到订阅的必要性。在 1996 年 12 月 17 日的理事会会议上，NACT 最终宣布，从那时起，其决定"单干"。它于 1998 年 6 月下旬迁出并在皇家科学院成立，并将其名称改为"研究生医学教育主任"[13]。

健康信息学和多学科教育中心

1998 年底，人们对与健康信息学和多学科教育中心（Centre for Health Informatics and Multiprofessional Education，CHIME）的合作可能表达了极大的热情。该组织设在惠廷顿医院，由 Jane Dacre 经营。她和 CHIME 的其他有影响力的成员被邀请成为 FPM 的研究员。随后在 1999 年 9 月 29 日召开了这两个机构的代表会议。这

次会议是对于每年资助一人担任一系列研讨会的协调者
和安排者，主要针对承担教育责任医院（非学术）顾问
小组的请求而举行的。FPM 委员会随后决定支持该项目
"为期 1 年，最初……与 FPM/CHIME 合作"。然而，研
讨会上的演讲者强调必须为 PMJ 提供材料，以及每年
26 000 英镑来资助一名管理员（伦敦大学学院工资等级
2 级，第 7 点）……作为对 CHIME 的捐赠，这是该计划
的一部分。该提案获得批准，"在第 1 年年底前，就第 2
年（再次接受进一步审查）和第 3 年的持续拨款进行审
查"。CHIME 希望与 FPM 合作，建立开发临床教育工作
者的网络，以收集和传播对其有价值的信息，并提供特
殊培训，以帮助他们开展教育工作。其被提议"最初为
每年举办 6 次为期 1 天的试点课程或研讨会"（将在 PMJ
上发表）。会议主办方制订摘要：①与 GMC 合作制订绩
效程序；②开发沟通技巧课程，专门针对 MRCP 的申请
人；③探索开设临床风险管理日间课程的可能性。随后
就"是否应由 CHIME 涵盖临床医生的持续专业发展及医
学教育主题的学费"进行了辩论[14]。事实证明，CHIME
的进展极其令人失望，尽管其第一次研讨会（主席参加）
似乎很有希望。FPM 总共捐赠了大约 80 000 英镑作为管
理人员的工资，但是得到的回报很少，甚至什么也没有。
在理事会会议上，CHIME 经常没有代表，也没有向 PMJ

241

提交任何副本。此外，CHIME 一名资深成员在理事会会议上爆发了极其激烈的言辞，管理员辞职，CHIME 两名资深成员也辞职了！有人建议，FPM 不应该支付管理员的工资，而应该支付"培训奖学金"[15]。

FPM 办事处

1960 年，FPM 办事处搬到温波尔街 20 号的可能性非常大，因为那里的空间较当时条件更宽敞，而且会为学生会成员提供一间阅览室。但这种可能性落空了，原因尚不清楚[16]。在之后的 25 年中，该机构在詹姆斯街和钱多斯大厦办公（见第 14 章和第 16 章）。

1984 年 5 月，其开始谈判搬迁并到圣安德鲁广场的位置，即在皇家医师学院最新翻修的一个露台上。当时，人们认为 FPM 可能比预期更早地离开钱多斯大厦。以每年 5000 英镑的价格接受 RCP 租费；租约很快就签订了，搬迁也成功地完成了，但还是花了不少钱。1988 年，圣安德鲁广场的三个房间都挤满了人[17]。

1993 年，开始就塔维斯托克大楼（Tavistock）（英国医学会总部）的办公地点进行谈判，但这些谈判非常艰难，同年晚些时候，位于钱多斯街 12 号（12 Chandos Street）（伦敦医学会的产业）（图 17–1）的地址最终获批[18]。直至今天，这仍然是 FPM 的"办事处"。

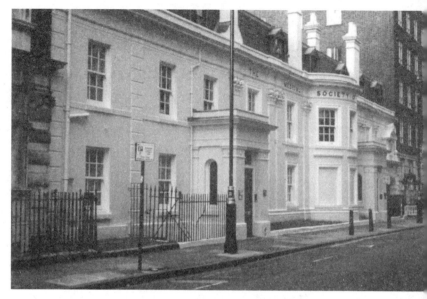

图 17-1　位于 W1 区的钱多斯街 12 号（右侧为成立于 1773 年的伦敦医学会）。从 1993 年到现在，这一直是 FPM 的办公室

据记载，1998 年，世界神经病学联合会（World Federation of Neurology，WFN）已于当年 3 月 2 日搬到钱多斯街 12 号的部分场所，因为人们感觉 PMJ 的新任编辑会希望把他的办公室搬到别处。与此同时，NACT（见上文）将于当年 6 月迁至 RSM，留下两间办公室给世界神经病学联合会。同年晚些时候，性心理医学研究所也搬迁入该地址[19]。

因此，在这些年里，学生会有点居无定所。开会的地方就更多了。因此，业务小组委员会在比肯霍尔大厦 32 号（32 Bickenhall Mansions）举行会议。1987 年 6 月 16 日，第 25 届年会在圣托马斯医院（St Thomas's Hospital）举行，但 2 年后，第 27 届年会（6 月 13 日）在钱多斯街 11 号（伦敦医学协会总部）举行。此外，还使用了雅典娜俱乐部的设施，如 1990 年的某次执行委员会会议。在此之后，NW1 区的白宫酒店成为议会、执委会和年会的首选场所。然而，自 1992 年以来，MSL 的场地已成为年会及大多数其他会议的首选场所，尽管白宫酒店也曾多次被使用[20]。

其他事项

1960 年，业务小组委员会决定 FPM 的成员应为指定的研究员或协会成员。事实上，将学生会成员分为三类：①终身成员；②普通成员；③同事。在当时，人们对"未经授权"的人，即未支付课程费的学生参加课程时感到相当不安[21]。

1989 年，James Capel 接替 Hoare Govett 被任命为投资主管。当时人们对 FPM 的资金及其应该投资的领域产生了关注，烟草业和"南非、军火和酒精"等项目被认为不合适，对制药行业的投资也引发了大量讨论。1995 年，有人建议任命一家专门从事小型慈善事业的会计师事务所 Buzzacotts 担任审计师。此决定已正式通过 [22]。

2000 年，学生会和 Davidson（见第 16 章）账户合并 [23]。

新计划举措

2004 年 4 月 2 日，George Cowan（现为理事会成员）在伦敦医学会组织并主持了一次为期半日的会议，根据查塔姆宫守则（Chatham House rules）的规定，讨论了参与研究生医学培训的行政人员和教师面临的几个有争议的问题。许多研究生院的院长出席了会议，英国皇家学院（在一些情况下是校长）和卫生部的代表也出席了会议。预计这是许多此类会议中的第一次。

此外，Ali Zumla（FPM 秘书）计划组织一系列（拟定每月举行一次）的研讨会，涉及临床医学的许多方面，为研究生级别，其中包括儿科学、皮肤病学、旅行医学等。因此，FPM 有望在研究生医学教育中实现其前身于 1918 年提出的许多功能 [24]。

参考文献与注释

[1]　Minute Book 6: 43–4.

[2]　Ibid. 49–52.

[3] Ibid. 53–6.

[4] Ibid. 60–1.

[5] Ibid. 62–4, 69–71, 72–5.

[6] Ibid. 79–81, 131–5.

[7] Ibid. 82–4, 104–8.

[8] Ibid. 91–5, 100–3, 109–10; MWN Nicholls and BI Hoffrand (eds) Medical education and training in Europe: the future. *Postgrad Med J* 1993: 60(suppl. 2): S 1-S125.

[9] Op. cit. *See* Note 1 above: 126–30, 138–41.

[10] Ibid. 163–8, 179–83, 184-5, 196–9; MWN Nicholls and CRK Hind. Continuing medical education in Europe: the way forward through European collaboration. *Postgrad Med J* 1996: 72 (suppl.l): S1–S96; J Bligh and P Wilkinson. Report of a workshop on problem-based learning and its implications for medical education in the UK. Held 7 June 1996 at the Royal Society of Medicine. *Postgrad Med J* 1997: 73: 449–59.

[11] Op. cit. *See* Note 1 above: 200–3, 207–9.

[12] Ibid. 213–17, 221–4; Book 7: 7–9.

[13] Op. cit. *See* Note 1 above: 69 –71 , 100–3, 111–15, 119 –22, 126–30, 131–5, 142–6, 189–91, 210–12.

[14] Op. cit. *See* Note 1 above: 218–20, 231–5, 236–9,

240–3.

[15] Minute Book 7: 7–9, 16–18, 22–3, 24–5, 26–7, 28–31, 32–3, 35–7.

[16] Op. cit. *See* Note 1 above: 1–2, 5–6.

[17] Ibid. 2 0 –2, 23, 33–4, 43–4, 65–8.

[18] Ibid. 136–7, 138–41.

[19] Ibid. 207–9, 221–4, 225–30, 231–3.

[20] Ibid. 1–14, 53–6, 79–81, 87–90, 100–3, 104–8, 176–8.

[21] Ibid. 1–2, 3 –4, 5 –6 .

[22] Ibid. 76–8, 169–72.

[23] Ibid. 252–5; Minute Book 7: 16–18.

[24] Op. cit. *See* Note 15 above: 28–30, 32–3, 35–6, 40–2, 45–8.

*The Fellowship's publications
(1919–2005)*

第 18 章　学生会刊物
（1919—2005 年）

自成立以来，该协会一直把重点放在其出版物上，最初是为了让会员和其他人了解伦敦研究生医学培训的时间和地点，并随后出版一份国际期刊（PMJ），旨在在全球范围内发布研究生医学教学的各个方面。正如本书所阐明的，两个当时主要的"竞争对手"（BPMS 和 BPM）都没有涉足出版领域，这一直是留给 FPM 去做的！

应急计划及其出版物

1919 年 4 月，FM 在开始在伦敦每周举办一次研究生医学活动，这是由 FM 的秘书长 Philip Franklin、JYW MacAlister 和 Herbert J Paterson 签署的。图 18-1 为第一期的标题页，题为"紧急研究生计划：4 月 7 日至 12 日每周课程"。

扉页有半个 A4 纸大小，包括在 RSM 和一些伦敦主

图 18-1　应急研究生计划第一期的标题页：每周计划。1919 年 4 月出版

要医院举办的活动，如国立心脏病医院、圣巴塞洛缪医院、圣彼得斯医院、咽喉病医院、国立瘫痪和癫痫医院、国王学院医院、圣马里波恩综合医院和米德尔塞克斯医院等；还包括几个"招待会"，如一次由 BMA 在市政厅举办，另一个在 RSM 举办。还有一个通知表明可以参观几家军队医院，如玛丽女王康复医院，罗汉普顿宫；亚历山德拉女王军事医院，格罗夫纳路，SW1 区；特殊军事外科医院，杜卡恩路，牧羊人丛林区（后来是 BPMS 的所在地）；柏蒙德西军事医院，莱迪威尔道，SE5 区；莫兹利神经医院，丹麦山，SE5 区；阿丁顿公园军事医

院；新端军事医院，汉普斯特德，NW3 区；皇家赫伯特
医院，伍尔维奇，SE18 区。

之后的一期（即 4 月 14 日至 19 日）在温波尔街
1 号再次出版，以 A4 幅面印刷。在标题页上有一个公告，
RSM 和 FM 的办公室将在复活节期间关闭，但在这段时
间的大部分时间里，RSM 图书馆将"仅对盟军海军和军
事官员开放"。

《简报》❶

1919 年 6 月 21 日,《紧急情况周报》(the weekly
Emergency Pamphlet)（第 12 期）让位于《医学学生会
简报》(Bulletin of the Fellowship of Medicine)。在标题
页上有一篇 FM 秘书长撰写的文章，提请大家注意《泰
晤士报》驻华盛顿记者发来的一封电报，内容是关于
最近在大西洋城举行的美国医学会胜利大会。St Clair
Thomson 爵士对英国医学学生会计划的阐述引起了人们
极大的兴趣（他们写道），并热烈欢迎这项计划……应该
包括将英国医科学生送往美国，反之亦然。作者继续说：
"1917 年 Balfour 先生 [1] 在这里的时候一针见血，他说英

❶ 从 1923 年起,《简报》的编辑被允许参加所有理事会委员会
会议，"以使他能够与工作保持联系"（引自 Minute Book 2：
77 ）。

美关系的良好结构不应该建立在'血浓于水'的伤感主义的流沙上，而应该建立在理想共同体的坚石上。没有任何一种方式比系统的教育互惠更能得到永久的强化。"

后来，《简报》的名称改为《医学与医学研究生会简报》（Bulletin of the Fellowship of Medicine and Postgraduate Medical Association）。1919 年 12 月 20 日（第 38 期）是最后一个将 Osler 的名字刊载为现在合并的社团主席的一期（见第 5 章），1920 年 1 月 3 日的一期（第 39 期）刊登了这位杰出医学录的讣告[2]。

并不是每个人都对《简报》感到满意，因此，在 1923 年 12 月 19 日举行的一次执行委员会会议上，荣誉秘书长报告：①编辑页面可能会得到改进和扩展；②"某些"任命应单独分组；③关于"不确定"的任命，应插入明确的限定通知[3]。

《简报》的最后一期是 1925 年 3 月（第 7 卷，第 185 号），当时 1924 年的官员名单为：主席 W.Arbuthnot-Lane 爵士、执行委员会主席 Humphry Rolleston 爵士、William Hale-White 爵士、荣誉秘书长 –Herbert J Paterson、Arthur J Whiting。本期（价值 6 便士）刊登了一篇关于研究生医学教育的文章，这篇文章摘自 1924 年 10 月 8 日在《英国医学和外科杂志》（*British Medical & Chirurgical Journal*）上发表的布里斯托大学 FM 理事会代表 Odery

Symes 博士的演讲[4]。这篇文章对 1924 年英国和美国的
研究生医学教育及其不足进行了很好的概述。

研究生医学杂志

1924 年 4 月 25 日，宣传小组委员会召开会议，认
为虽然该杂志作为传播学生会知识的手段具有一定价
值，但它有严重的局限性。它建议以每 2 周一次的出版
物（大八度格式，包含 24 页）代替它，即《研究生医学
杂志》（PM），作为 FM 和研究生医学会的官方机构可能
更合适。期刊应包括[6]：①研究生讲座摘要；②来自诊
所的报告……；③通信……；④研究生所用书籍通告；
⑤研究生从事项目笔记……；⑥新加入成员的名单……
但他们承认，该出版物的成本"将超出 FM 目前的可用
资源"。Paterson 后来（1924 年 7 月 23 日）在执行委员
会会议上报告称，"Bale 先生估计，每月生产 1000 份修
改版的期刊将花费 18 英镑或每年 216 英镑，从而在目前
的成本基础上节省大约 60 英镑"。然而，（在同一次会议
上）Whiting 表示，"他从 Wakeley 先生那里收到了 250
英镑的估价"。此事交由宣传小组委员会处理。

该委员会还建议出版一本"年鉴"[5]。1924 年 10 月
22 日，执行委员会同意该学生会由 Scott 和 Son 先生担
保，将《简报》持续到 1925 年 4 月 1 日……

编辑

在随后的执行委员会会议上（1924 年 12 月 18 日），一致同意，"任命 Adolphe Abrahams 博士（后来为爵士）为编辑秘书……他每年可得到 50 英镑的酬金"[6]。Percy Dunn 先生当了 5 年的《简报》编辑，他由于工作压力大，于 1924 年底退休[7]。他后来被选为 FM 的荣誉院士。

1924 年在皇家科学院举办的一系列关于"癌症"的讲座将由 Bale、Sons 和 Danielsson 以著作形式出版[8]。尽管学生会刊物应该对已发表的讲座进行"首次征集"，但执行委员会同意允许作者在临床期刊上发表他们的研究成果[9]。

根据总理事会的决定，新期刊应该"由 20 页正文和 8 页的广告组成"（希望每期能赚 20 英镑），每期的成本约为 40 英镑，即每年 480 英镑[10]。

在 1925 年 5 月 11 日的执行委员会会议上，各方同意新杂志的第一期"应在 1925 年 9 月 1 日左右发行（但后来推迟到 10 月），并且每年应该从 10 先令会员订阅费中指定 5 先令（或 6 先令）的费用……"。期刊的价格可能是每份 6 便士或每年 6 先令 /7 先令包括邮费。后来由 William Hale-White 爵士提议（且附议并同意），"新期刊的第一个编号应发行 10 000 份"[11]。

PMJ 开始运作

PMJ 的第一期由 Adolphe Abrahams 爵士担任编辑，于 1925 年 10 月出版 [12]。图 18-2 显示了标题页上面有两个前言，分别是 William Hale-White 爵士和 Berkeley Moynihan 爵士（后来为勋爵）。

Hale White 声称，PMJ 的成立是为了向所有人说明英国正在开展的研究生工作，并使每个人都能与之保持联系，以便在有机会进行此类工作时，人们会知道他应该向谁申请。Moynihan 写道："我们最需要的是保持相互联系，并通过与我们的导师接触，了解最新的知识。"这一开创性成就，即 PMJ 的推出和启动，是《柳叶刀》杂志在 1925 年 10 月 10 日发表的第一篇重要文章的主题 [13]。

Raven 对 PMJ 做了一个概述，从其成立到 1985 年，即成立第 60 周年。他总结道："PMJ 在历史悠久的医学教育事业中发挥了重要作用，无论是作为传播者还是指导者。"他继续说道："PMJ 继续处于引人注目的中心位置，其未来的实力是有保证的 [14]。"

PMJ 的成立带来了大量关于费用的讨论。1925 年 12 月 8 日，财政委员会决定建议"……凡拖欠 1 个月会费的会员应停止收到期刊……" [15]。

POST-GRADUATE MEDICAL JOURNAL

VOL. I.　　　　　　　　OCTOBER, 1925.　　　　　　　　　No. 1.

FOREWORD

(1) By Sir William Hale-White.

PRACTISING medicine is like sailing on a sea of which the soundings and currents vary every few years. When the newly qualified doctor sets forth on his voyage, his teachers have given him charts which serve for a time ; but, if he would navigate properly, he must leave his practice occasionally in order to study the changes from his original charts. This is well recognised in the Services. The Navy, the Army, and the Air Force send their medical officers, from time to time, for study leave—that is, for post-graduate work which is absolutely essential for all who wish to do the best for their patients, because doctors cannot attain this unless they keep abreast of the times.

It has frequently been asserted, both in sorrow and in anger, that London, with the greatest wealth of clinical material in the world, falls lamentably behind the achievements of America and the Continental schools in its post-graduate teaching. It is even contended that some of the larger provincial cities can offer facilities which put the metropolis to shame.

But those who have interested themselves in post-graduate work in London need no reminder of imperfections and deficiencies, only they perhaps realise better than their critics the peculiar difficulties inseparable from work in London. There are difficulties in coördination and the obstacle of distances, to mention two only, whilst a third difficulty, perhaps the most serious of all, proceeds from a sense of uncertainty as to whether or not the existing medical schools afford the best opportunities for the more experienced graduate whose demands are of a very special and particular character.

For experience has shown that undergraduates and post-graduates cannot always be satisfactorily taught together ; obviously they often need different teaching, and several undergraduate schools cannot add post-graduate to undergraduate instruction. Their teachers are too busy and the number of patients is not large enough.

In Great Britain the best way to deal with the matter would be to build, in London and other large towns, medical schools for post-graduates only. Each such school should contain beds for medical and surgical patients, and also ample accommodation for every specialty. There should be lecture halls, laboratories, and a hostel where post-graduates could lodge. The staff should consist of able men, keeping themselves abreast of the times, who could teach and who recognised that their first duty was to the post-graduates. But, alas, although many enthusiasts have considered such a scheme, all have hitherto found it impossible because of the enormous cost.

Happily the enthusiasts have not been daunted, and in many large towns post-graduate instruction can now be obtained in existing hospitals. This Journal has been founded to give to all an account of what post-graduate work is being done in this country and to enable every one to keep in touch with it, so that when the opportunity of doing such work arises, he will know to whom he should apply.

(2) By Sir Berkeley Moynihan.

THE great joy of the practitioner of medicine is that we dwell in a land of advancing frontiers. Our fault is that we are apt to practise the medicine which we learnt in our student days. Some of us are content to qualify, and on settling down in practice read, and that only fitfully, one of the weekly journals, and an occasional volume of outstanding merit or of special application in our daily work. There is much to explain and to condone in this complacent attitude. The daily tasks in practice are of the most exacting character, and no time is duly set for them. Responsibilities greater than other men assume are commonplace with us. If anyone in suffering needs us, we are tortured by some demon to whose spirit we have long given anchorage if we do not offer instant help. We are the willing slaves of many causes. Our time is more fully engaged than that of any other men, whether in business or in any other profession, and fatigue is our daily lot. To continue the eager studies of our student days seems so difficult, and the profit so remote. What should be our ideal ? It should embrace three separate resolves. To read for a short period every day ; to attend meetings of a medical society ; to join a post-graduate class. Learning, both in acquisition and display, is made more attractive by sharing it with others. Discussion and controversy are of the very spirit of scholarship, and comradeship with those who labour in our own profession makes of us colleagues rather than competitors. The great need is to keep in touch with each other, and to be kept abreast of all recent knowledge by contact with those who are our teachers.

255

图 18-2　《研究生医学杂志》第一期的扉页，前言由 William Hale-White 爵士和 Berkeley Moynihan 爵士（后来为第一代 Moynihan of Leeds 男爵）撰写，1925 年 10 月出版

1926 年 4 月 26 日（即任命后不到 1 年），Abrahams 在一次行政会议上宣布辞去编辑秘书职务；有人建议 William Hale-White 爵士担任这一职务。然而，William 爵士对"他无法接受……"感到遗憾，但很乐意"继续……担任编辑委员会主席"，该委员会负责收集材料以及出版 PMJ[16]。

与出版商的纠纷

财务委员会于 1926 年 11 月 8 日召开会议，决定通知执行委员会："应以信函形式通知 Wakley 和 Son 先生该杂志的成本过高，但财务委员会建议将目前的安排延续至 3 月，届时将考虑招标问题[17]。"然而，随后的执行委员会会议决定，目前的安排应持续到 1927 年 10 月，因为 Wakley 先生公司保证"在给定的时间内，广告收入和成本可能会有所改善"[18]。

1925 年 5 月 11 日举行的执行委员会会议中，有大量时间专门讨论宣传委员会关于启动 PMJ 的报告（见第 11 章）[19]。对 PM 的花费仍存在相当大的担忧。Wakley & Son 有限公司似乎向委员会收取了相当多的费用，尽管他们否认了这一点；随之而来的是大量尖刻的信件，此事交由财务与宣传委员会处理！[20]

争议仍在继续

在随后的执行委员会会议（5 月 30 日）上，决定

"Wakley 应继续出版 PMJ 直到秋季，但在 6 月号之后不应再有免费分发……"[21]。财务和宣传委员会在 6 月 17 日的一次会议上讨论了协会和 Wakley 之间的争议问题。Lancet 有限公司的经理 Sare 在 Holt（他的会计师）和 Hutchinson（他的特许会计师）的陪同下出席了会议。除了 Whiting 博士（初级荣誉秘书）这个"唯一的例外"，委员会似乎对 Wakley 持同一反对意见。在 6 月 27 日的执行委员会下一次会议上，就整个问题进行了辩论，讨论的主题是获得"获得新出版商和各公司的估价"。那次会议还决定任命一位新的律师，即 Clifford Turner，因为继续雇用曾为《柳叶刀》有限公司代理行事的律师显然是不可取的。他欣然接受并提出以荣誉身份承担这项任命。

在财务和宣传委员会的另一次会议上，Wakley 决定于 1927 年 9 月 30 日终止该协议，但从财务角度来看，学生会显然"赢得了胜利"。此时，有人考虑是否应该继续维持这个期刊。Paterson 提议，"要求 John Bale Sons 和 Danielsson 承诺出版 1 年 PMJ"。该提案经附议后获得一致通过。委员会还同意"任命广告代理 Mitchell 先生公司，为期 1 年"，并且"安排……以每月 2000 份的发行量为基础"[22]。

编辑和出版商的变更

1928 年第二次执行委员会会议于 2 月 6 日举行，由主席 Thomas Horder 爵士主持。会议宣布 Burrell 博士和 Mortimer Woolf（将在执行委员会任职）已同意接任来自 Hale-White 和 Whiting 的 PMJ 联合名誉主编，为期 1 年，但每年可重新任命[23]。像往常一样，大部分工作由执行委员会进行；PMJ 的广告问题似乎已成为一个极具争议的问题，并决定终止与 Mitchell 先生公司[24] 的合同。1930 年 4 月 7 日，执行委员会会议决定考虑是否有可能为该年 8 月在温尼伯（Winnipeg）举行的 MBA 会议设立一个特殊编号的 PMJ[25]。

1931 年，任命了第二位编辑 Arnold Sorsby，Ryan 在 1931 年 12 月 7 日的执行委员会会议上被任命为外科编辑[26]。次年，Parsons-Smith 博士辞去了医学编辑的职务，由 Leopold Mandel 博士接任。在 Ryan 缺席的情况下，Maurice Davidson 博士编辑了两期。Mandel 于次年辞职，并决定没有必要任命第二位编辑[27]。

1933 年 3 月，该公司决定一旦有其他令人满意的安排，就停止与 Sons & Danielsson 公司的交易。另一家出版商 Bradbury Wilkinson 先生有限公司给出了最低估价[28]。

1933 年 5 月，Ryan 辞职并由 Leonard Findlay 博士

接替。与此同时，Leggitt 被委派与 HK Lewis 就一项可能的安排进行接洽……以减少订阅费用换取软文推广，接纳 FM 的海外成员使用图书馆特权 [29]。1936 年 4 月，Ronald Raven 被任命为 Findlay 的助理名誉编辑，同年晚些时候，Findlay 在担任 PMJ 编辑 5 年后辞职 [30]。Ernest Fletcher 博士于 1938 年 2 月被任命为名誉编辑。他很快在 1938 年 11 月 22 日的执行会议上报告说，即将发行的 PMJ 将专门讨论"颅内肿瘤"的内容 [31]。

PMJ 的生产成本一直是争论的主题，1938 年 10 月 4 日的执行会议审议了 8 家印刷厂的估算；布拉德伯里威尔金森公司（Bradbury Wilkinson & Co.）（目前的一家）的报价最低，因此被邀请继续承揽该项工作 [32]。

259

1939 年 5 月 2 日，名誉编辑报道了对 Charles Newman 博士的采访，他个人似乎赞成 BPMS（见第 10 章）和学生会之间就期刊文章进行合作。其进一步报道说，Newman 曾提到邀请 FM 参加由伦敦大学主持的拟议会议，讨论研究生活动。总裁 Paterson 补充说，"以前曾尝试与学院合作，但均未成功"（见第 2 章）[33]。

在 1944 年 10 月 3 日（第二次世界大战结束时）举行的执行委员会会议上，根据编辑 Deller 博士提交的详细报告（见第 14 章），建议对 PMJ 进行重大修改。其中包括编辑的基本年薪 300 英镑，可追溯至 10 月 1 日 [34]。

广告宣传

20 世纪 30 年代，PMJ 的广告作为资金来源至关重要，但通常很难说服广告商合作。1931 年，执行委员会讨论了与 Messre Parke，Davis 公司就在 "特别课程清单（1932 年）" 背面刊登广告的安排，并将决定权留给了荣誉官员[35]。

尽管 Harold K Ellison 似乎做得很好，但在 1933 年 5 月 31 日之后，他没有被重新任命为广告业务经理。Leggitt 从 6 月 1 日开始连任，任期 12 个月；他的薪水问题似乎占据了其大量的时间和精力[36]。1936 年，Leggitt 令人惊讶地获准 "向 BPMS 申请广告"[37]。

1945 年 "第二次世界大战胜利" 之后

第二次世界大战（1939—1945 年）之后，FPM 更加重视他们的期刊 PMJ。如第 14 章所述，有些人（包括执行委员会主席）强烈认为，随着国民健康服务的引入，以及英国研究生医学联合会的成立，开办课程的日子实际上已经结束。因此，有人认为，必须更加强调 PMJ 在传播学生会理念方面的地位。因此，为了 20 世纪 40 年代及之后 PMJ 的未来，读者应该将本章与第 14 章和第 15 章结合起来阅读。

1962 年，人们对较低的广告收入表示严重关切，并终止 Goodge 作为广告经理的合同（他唯一的工作是获取广告，为此他获得了广告总收入的 20% 的佣金）。接下来，他们联系了 SH Fretwell 和教育宣传有限公司（Educational Publicity Ltd.），因为办公室工作人员既没有时间也没有资格处理这件事 [38]。

1963 年，执行委员会决定将期刊由打印机打印改为工作室印刷，这种改变几乎完全是基于成本。不久之后（1966 年）又发生了进一步的变化，选用 Maidstone Kent Arms Maidstone 出版社，也是出于类似的原因。同年，Blackwell Scientific 出版社（根据一项为期 2 年的协议）自 1967 年 1 月起被任命为 PMJ 的新出版商 [39]。当时出版了大量的增刊，这些都是主要的筹资战略。

1966 年，执行委员会再次决定以"顾问编辑委员会"的名义重新设立编辑小组委员会，成员（除理事会成员外）是 DG James、PK Thomas、H Ellis 和 D Barltrop，前三名成员仅在前一年当选为 FPM 研究员 [40]。

此时，执行委员会的大量精力都花在了 PMJ 的内容上。关于销售数字也有相当大的争论，即 Blackwell 通过提高期刊的价格来保持收入。他们同意推动美国市场，编辑 Lewis 建议 FPM 制作美国和英国版本。在 1969 年 1 月之后停止《研究生新闻》，并以信函页取而代之。与专题讨论会相关的其他讨论（如专门讨论"trimethoprim"和"salbutamol"），应与 PMJ 联合出版[41]。顺便说一下，几家医药公司已经与 FPM 接洽，希望为增刊提供补贴或支付费用。

与此同时，PMJ 继续主导着学生会的事务。存在这样一种想法，即认为缺乏"权威性的研究论文"。然而，有人明确指出，为委托文章付费从来不是 PMJ 的宗旨[42]。

近代的 PMJ

1972 年，长期担任编辑的 Lewis 辞职，Ian Gilliland 博士被任命为他的继任者，年薪 500 英镑。不幸的是，Ian Gilliland 博士在大约 3 年后去世，其职务由 Barltrop 接替。Barltrop 辞去荣誉秘书的职务，并承诺支持与 BPMF 的任何联系。同样，在那一年，"双方同意接受在 BPMS 召开临床病理学会议的提议，但要分别进行会晤"。尽管并不令人满意，但当年 PMJ 的订阅价格提高到了 10 英镑。1974 年再次上调至 16 英镑[43]。对于 PMJ 来说，这一定是财务上的"艰难时期"，因为 1975 年英国的订阅费再次上调至 20 英镑，海外的订阅费再次上调至 24 英镑[44]。

另一个未能产生预期效果的策略是向 50 家北美还没

有订阅 PMJ 的图书馆提供免费订阅[45]。1979 年，决定任命一位不担任编辑的编辑委员会主席（任期 4 年），该委员会应每 6 个月举行一次会议；编辑和助理编辑应分别以 1000 英镑（加上 750 英镑的费用）和 750 英镑（加上 500 英镑的费用）的酬金服务 5 年[46]。1979 年，BI Hoffbrand 被选为编辑，并于 1980 年 10 月就职。他立即被任命为理事会成员。他很快建议在钱多斯大厦为所有推荐人举办夏季派对；在这次事件中，这显然是最成功的[47]。

在 1982 年 5 月 18 日举行的第 20 届会员年会中，人们认为，"每个研究生中心都应该订阅 PMJ，并且应该为培训岗位的研究生提供减价订阅"[48]。2 年后，FPM 的目标仍然是使 PMJ 进入每个研究生中心的图书馆。

1983 年，人们对 Blackwells 管理 PMJ 的方式越来越感觉不安。几家公司进入了备选，分别是 Bailliere Tindall、Gower、MacMillan 和 Carfax。MacMillan 最终获胜，并提起了适当的法律诉讼[49]。

1984 年 4 月，FPM 召集了一次医学编辑会议，出席者之一是药物安全委员会主席 Abraham Goldberg 爵士。从 1985 年 1 月起，研究生活动记录将确定包含在每月 PMJ 中[50]。

H Holt 先生（MacMillan 出版社的出版经理）曾出

263

席 1984 年 10 月的一次编辑会议，他愿致力于：①促进 PMJ 的流通；②增加广告（医疗和非医疗广告），这被认 为是必不可少的；③将 50% 的学生纳入其中（有些人认 为，在该计划开始实施之前，PMJ 应在所有研究生中心 运行）；④促进在美国的推广，希望在 1985 年底发行量 达到 1600 份[51]。

纪念文集和增刊

1986 年末，Turner（时任 FPM 主席）认为每年召 开一次编辑会议就足够了；其他人则有不同的看法，他 们认为应该有两次。在当年的一次编辑会议上，也有人 表示打算为业内知名人士举办一系列的节日庆典（表 18-1）；在后来的一次编辑会议上，人们认为被 FPM 纳 入纪念文集是"FPM 能够授予的最高荣誉"。

表 18-1　FPM 出版的一些纪念文集

日　期	作　者	参考（PMJ）
1984	Francis Avery Jones 爵士（1910—1998 年）	60：715–831
1986	Otto H Wolff CBE（1920—　）	62：83–149
1988	M Turner Warwick 夫人（1924—　）	64：1–140
1988	Geraint James（1922—　）	64：485–574
1990	David Innes Williams 爵士（1919—　）	Suppl.1：S1–S78

（续表）

日　期	作　者	参考（PMJ）
1992	Lord（John Nicholas）Walton 勋爵（1922—　）	68：497-543

此时，似乎也有相当多的人热衷于增刊（表 18-2）。增刊不一定由 PMJ 出版商出版，完全由 FPM 掌握，应该是教育性的，或者是由商业赞助的。

表 18-2　FPM 发布的一些专题讨论会

作　者	标　题	参考（PMJ）
L Oliver	良性颅内肿瘤	1963：390：505-17
D Barltrop	儿科与环境	1975：Suppl.：1-106
D Barltrop	一些成人疾病的儿科影响	1977：Suppl：1-152
BI Hoffbrand FJ Conway HT Simpson	阿替洛尔	1977：53（Suppl.3）：7-181
J Lister	研究生医学教育	London：Nuffield Provincial Hospitals Trust 1993：118pp
J Mayberry（ed.）	胃肠病学更新：持续专业发展的循证评价	Oxford：Radcliffe Publishing 2004：324pp
H Morris（ed.）	神经病学更新：持续专业发展的回顾	Oxford：Radcliffe Publishing 2005（in press）

当时，编辑 Hoffbrand 也在制作一个非常成功的系

列，名为《医学评论》[52]。与此同时，提交给 PMJ 的文章的接受率从 1986 年的 45% 大幅下降到 28%，到 1990年，临床报道的比例由 28% 下降至 20%[53]。这些数字似乎在未来几年保持相当稳定。

1993 年底，Hoffbrand 宣布，由于工作量增加，他将不得不辞职。他曾担任过 15 年的编辑，在此之前担任了6 年的助理编辑。CRK Hind 于 1994 年被任命为新任编辑，他表示打算出版《委托评论》（Commissioned Reviews）（新的事业），并继续出版《国际研究生日记》[54]。

BMJ 出 版 集 团（BMJ Publishing Group）最 近 从 MacMillan 手中接管了 PMJ 的出版，并于 1995 年 10 月报道了该杂志的发行量；当时，英国的总销售额为 1274册，占比 29%，北美占比为 39%，欧洲为 14%。目前，PMJ 的个人订阅费用为每年 75 英镑，图书馆费用为每年160 英镑。1 年后，这些数字将分别上升到 80 英镑和 175英镑[55]。1997 年，宣布 PMJ 现在"上线"了，并且发行量正在增加。其"自我评估"项目显然做得特别好。然而，由于其被任命为皇家医学院的审查员，Hind 辞去了编辑职务（1998 年秋天）。Singer 也在这一时刻得到了保证，"PMJ将永远保持（自成立以来一直如此）作为 FPM 的一个机构"。Hind 的继任者是一名叫莱斯特（Leicester）的胃肠病学家 J Mayberry[56]。

如今的 PMJ

在现任编辑的领导下，PMJ 继续实现 FPM 前身的先驱们所设定的目标。编辑委员会现在每季度而不是每年举行一次会议。PMJ 现在是一本重要的国际期刊，涵盖了研究生医学教育的各个方面，既有纸质版，也有网页版。编辑委员会确定的其他"特殊"主题包括医学史、伦理、民族导向问题和医学卫生法律方面。尽管 BMJ 编辑最近批评该杂志处于"摇摆不定"，但 Mayberry 还是得到了 FPM 理事会的支持。在最近讨论的系列问题中，要求涉及更具争议性的问题，并要求像以前一样增加广告投放。其投稿率从未如此之高，拒绝率目前在 70% 左右；此外，最近又开始出版双月刊的东南亚版 [57]。

参考文献与注释

[1] Arthur James Balfour, 1st Earl of Balfour, and Viscount Traprain of Whittingehame, KG, OM, FRS (1848–1930) was British Prime Minister from 1902 until 1905. He was head of the British Mission to America in 1917, and of the British Mission to the Washington Conference in 1921–22. [*See also*: R MacKay and HCG Matthew. Balfour, Arthur James, First Earl of Balfour (1848–1930). In: HCG Matthew and B Harrison (eds) *Oxford Dictionary of National Biography*. Oxford: Oxford University Press 2004: 3: 496–514.]

[2] Anonymous. William Osler, FRCP, FRS. *Bulletin of*

the *Fellowship of Medicine and Postgraduate Medical Association* 1920: 2: 1–2.

[3] JO Symes. Post-graduate Medical Education. *Bulletin of the Fellowship of Medicine and Post-Graduate Medical Association* 1925: 7: 17–19.

[4] Minute Book 2: 121.

[5] Op. cit. *See* Note 3 above: 149–50, 151–4, 158–9; BI Hoffbrand 1925 – Annus mirabilis. *Postgrad Med J* 1985: 61: 853–6.

[6] Op. cit. *See* Note 4 above: 166–71.

[7] Ibid. 172–3, 177–8, 181.

[8] Ibid. 175, 190.

[9] Ibid. 179.

[10] Ibid. 192.

[11] Ibid. 198–9, 202.

[12] W Hale-White and B Moynihan. *Postgrad Med J* 1925: 1: 1.

[13] Anonymous. Post-graduate education. *The Lancet* 1925: ii: 761; BI Hoffbrand 1925–Annus mirabilis. *Postgrad Med J* 1985: 61: 853–6.

[14] RW Raven. The Postgraduate Medical Journal – a retrospective view. *Postgrad Med J* 1985: 61: 857–9.

[15] Op. cit. *See* Note 4 above: 224–5.

[16] Ibid. 241–3, 252–5.

[17] Ibid. 263–6.

[18] Ibid. 269–71.

[19] Ibid. 195–9.

[20] Ibid. 292–5, 301, 309, 312.

[21] Ibid. 298–301.

[22] Ibid. 302–5, 306–9, 310–12, 313–16.

[23] Ibid. 334–8.

[24] Ibid. 361–2.

[25] Ibid. 414–15, 416–18; D Armour. The British Medical Association at Winnipeg. *Postgrad Med J* 1930: 5: 187–8.

[26] Minute Book 3: A-B, 5–8.
[27] Ibid. 21–2, 23–4, 25–6, 32–3.
[28] Ibid. 46–8, 50–1.
[29] Ibid. 53, 92–3.
[30] Ibid. 115–16, 124, 125, 143.
[31] Ibid. 143–4. Book 4: 6–7.
[32] Op. cit. *See* Note 26 above: 155–6.
[33] Minute Book 4: 26.
[34] Ibid. 43–4.
[35] Op. cit. *See* Note 26 above: A-B, 5–8.
[36] Ibid. 50–1, 52; Minute Book 4: 12–15, 20–5; Minute Book 6: 7, 8–9.
[37] Op. cit. *See* Note 26 above: 120.
[38] Minute Book 5: 18–19, 20–1, 29–31.
[39] Ibid. 32–4, 35–6, 37–8, 67, 74, 75.
[40] Ibid. 56, 61.
[41] Ibid. 101, 104–5, 113–14, 122–3, 125–6, 129–31.
[42] Ibid. 122–3, 127–8, 129–31.
[43] Ibid. 153–5, 156, 159–60, 171–2, 178–9.
[44] Ibid. 178–9.
[45] Ibid. 147–8.
[46] Ibid. 200–1, 206.
[47] Ibid. 207, 218–19, 220–2, 239–41, 253–4.
[48] Ibid. 231–3.
[49] Ibid. 243–4, 247, 248–50, 251–2, 253–4, 255, 256–8.
[50] Minute Book 6: 24–6, 27–9, 30–2.
[51] Ibid. 30–2, 35–6.
[52] Ibid. 49–52, 72–5, 82–4, 131–5, 138–41.
[53] Ibid. 53–6, 87–90.
[54] Ibid. 138–41, 155–7, 158–62.
[55] Ibid. 169–72, 173–5, 186–8.
[56] Ibid. 200–3, 204–6, 210–12.
[57] Minute Book 7: 12–13, 14–15, 28–30, 32–3.

Epilogue
后 记

该组织成立于 1918 年底，后来成为医学研究生学会，主要的倡导者无疑是皇家医学会的创始人 John MacAlister 爵士。其最初的目标是让英国的研究生医学培训具有更高的知名度，并鼓励医学学科之间的社会交往。第一次世界大战（1914—1918 年）后，暂时（或不太经常）居住在英国的人员需要教学设施（主要是课程）和社会基础。战前，大部分研究生医学培训都是在中欧进行的，以维也纳为中心；此后，人们对英国成为战后的"圣地"寄予厚望。

在伦敦及其以外的地方，医学研究生培训的未来的最佳途径是在医学学生会的会议上确定的，Osler 爵士是该会的第一任主席。大多数想法都包含在两份主要的政府报告中，但该学生会几乎没有得到官方认可，由于政府的干预，英国（后来为皇家）研究生医学院于 20 世纪 30 年代初成立，不是在伦敦市中心（正如学生会强烈建议的那样），而是在远离大都会中心的地点——杜坎路，哈默史密斯（Ducan Road，Hammersmith）。

在过去 80 年左右的时间里，学生会的重心逐渐从研究生课程和接待活动，转移到 PMJ 期刊上出版。但 FPM 继续致力于研究生医学教育的各个方面，并欢迎该领域的任何新举措。其基本理念是继续保持友好的方法，因此，其在社会方面的贡献同其在英国医学继续教育的投入是同样重要的。

Minute Books and their dates

附录 A　会议记录簿及其日期

- 第 1 册：1918 年 7 月 22 日—1923 年 2 月 16 日。
- 第 2 册：1923 月 2 月 23 日—1931 年 10 月 5 日。
- 第 3 册：1931 年 11 月 2 日—1938 年 10 月 25 日。
- 第 4 册：1938 年 11 月 8 日—1961 年 12 月 12 日。
- 第 5 册：1962 年 3 月 6 日—1984 年 2 月 14 日。
- 第 6 册：1984 年 5 月 23 日—2001 年 1 月 16 日（包括商业小组委员会 1960 年 5 月 19 日—1962 年 10 月 25 日）。
- 第 7 册：2001 年 4 月 10 日至今。

Principal office holders
附录 B　主要职务

以下是自 1919 年成立医学生学生会（1944 年成立医学研究生学会）以来的主要任职名单。医学研究生学会合并于 1962 年。

主席

- 1919 年，Sir William Osler, Bt, FRS
- 1920—1923 年，Sir George Makins, GCMG
- 1923—1927 年，Sir William Arbuthnot Lane, Bt
- 1927—1932 年，Sir William Hale-White, KBE
- 1932—1936 年，Rt Hon.Moynihan of Leeds, Bt, KCMG
- 1937—1944 年，Rt Hon.Horder of Ashford, Bt, GCVO
- 1944—1962 年，Sir Gordon Gordon-Taylor, KBE
- 1962—1967 年，Dr M Davidson
- 1968—1976 年，Mr KI Nissen
- 1976—1977 年，Sir Robert Drew, KCB
- 1977—1986 年，Mr JP Hopewell

- 1986—1993 年，Prof. P Turner, CBE
- 1993—1998 年，Dr. MWN Nicholls
- 1998—2000 年，Dr. CDM Drew
- 2000 年至今，Prof. GC Cook

执行委员会 / 理事会主席

- 1920—1925 年，Sir Humphry Rolleston, Bt, GCB, GCVO
- 1925—1926 年，Sir William Hale-White, KBE
- 1926—1929 年，Sir Thomas Horder, Bt, GCVO
- 1929—1930 年，Mr HW Carson
- 1931—1940 年，Mr HJ Paterson
- 1940—1963 年，Dr M Davidson
- 1963—1966 年，Mr JP Hopewell
- 1966—1968 年，Mr NE Stidulph
- 1968—1969 年，Mr EH Brown
- 1967—1968 年，Mr AG Apley
- 1968—1969 年，Dr SB Karani
- 1971—1975 年，Sir Robert Drew, KCB

秘书长

- 1920 年，Sir John MacAlister, Mr HJ Paterson, Mr P Franklin

- 1920—1923 年，Mr HJ Paterson，Dr H MacCormac
- 1923—1931 年，Mr HJ Paterson，Dr AJ Whiting
- 1931—1932 年，Dr Whiting，Mr WB Gabriel
- 1932—1935 年，Mr M Woolf，Dr Davidson
- 1935—1946 年，Dr Morlock，Mr D Levi
- 1946—1966 年，Dr M Davidson，Mr D Levi
- 1966—1967 年，Mr JP Hopewell
- 1967—1971 年，Dr AAG Lewis
- 1971—1975 年，Dr EH Brown
- 1975—1976 年，Dr D Barltrop
- 1976—1980 年，Mr AER Buckle
- 1980—1984 年，Prof. P Turner
- 1984—1988 年，Dr DJ Coltart
- 1988—1992 年，Dr MWN Nicholls
- 1992—1995 年，Dr GF Batstone
- 1995—1998 年，Dr PR Wilkinson
- 1998—2000 年，Dr AD Malcolm
- 2000—2002 年，Dr DJ Coltart
- 2002 年至今，Prof. A Zumla

财务主管

- 1918—1923 年，Sir John MacAlister

- 1920—1923 年，Sir Arbuthnot Lane, Bt
- 1923—1927 年，Sir William Hale-White, KBE
- 1927—1933 年，Mr JP Lockhart Mummery
- 1933—1934 年，Mr J Swift Joly
- 1944—1954 年，Mr（later Sir Charles）C Read
- 1954—1967 年，Dr AAG Lewis
- 1967—1971 年，Mr JP Hopewell
- 1971—1975 年，Dr D Barltrop
- 1975—1977 年，Dr EH Brown
- 1977—1982 年，Prof. AH Crisp

- 1982—1983 年，Dr HS Jacobs
- 1983—1987 年，Prof. JS Malpas
- 1987—1991 年，Prof. D Ingram
- 1991—1995 年，Mr JP Hopewell
- 1995—1998 年，Dr CDM Drew
- 1998—1999 年，Prof. D Ingram
- 1999—2000 年，Dr BI Hoffbrand
- 2000 年至今，Dr MWN Nicholls

Addresses of the Fellowship's offices
附录 C   研究生学生会办公室地址

- 1918—1951 年，W1 区温波尔街 1 号皇家医学会
- 1951—1960 年，W1 区波特兰广场 60 号
- 1960—1973 年，WC1 区詹姆斯街 9 号
- 1973 年，WC1 区梅克伦堡广场伦敦大厦 ❶
- 1973—1985 年，W1 区钱多斯大厦（皇家医学会）
- 1985—1993 年，西北部圣安德鲁广场（皇家医师学院）
- 1993 年至今，W1 区钱多斯街 12 号（伦敦医学会）

---

❶ 詹姆斯街 9 号发生火灾后，作为临时的办公室。

医学推动者译丛 第1辑
PROMOTER OF
MEDICAL SCIENCE

《医学人生：医学人文之父威廉·奥斯勒》

郎景和 主译

《困惑中升华：肝移植之父斯塔尔兹的外科风云》

董家鸿 主译

《跨越巅峰：显微神经外科之父亚萨吉尔》

毛颖 陈亮 主审　　岳琪 陈峻叡 陈嘉伟 主译

《善意的悲剧：乔纳斯·索尔克与疫苗史至暗时刻》

谢文 管仲军 主审　　陈健 主译

《赋予生命：残疾人运动领袖的燃情岁月》

赵明珠 王勇 主审　　胡燕 主译

《拯救或破坏：英国医疗体系缔造者约翰·马克斯》

王岳 马金平 主译

《遗传的变革：70年医学遗传学史》

李乃适 邬玲仟 桂宝恒 主译

《最初的梦想：麦凯利斯特与医学研究生学生会的诞生》

甄橙 主审　　程陶朱 黄羽舒 主译

《治愈的希望：人类医学简史》

刘健 主译